U0333355

中国医学临床百家

龙剑虹 /著

体表肿瘤

龙剑虹 2017 观点

科学技术文献出版社
SCIENTIFIC AND TECHNICAL DOCUMENTATION PRESS

·北京·

图书在版编目（CIP）数据

体表肿瘤龙剑虹2017观点 / 龙剑虹著. —北京：科学技术文献出版社，2017. 6
（2018.5重印）
　ISBN 978-7-5189-2589-6

Ⅰ.①体… Ⅱ.①龙… Ⅲ.①肿瘤学 Ⅳ.① R73

中国版本图书馆 CIP 数据核字（2017）第 080946 号

体表肿瘤龙剑虹2017观点

策划编辑:孔荣华　责任编辑:巨娟梅　鲍冬旭　责任校对:张吲哚　责任出版:张志平

出　版　者	科学技术文献出版社	
地　　　址	北京市复兴路15号　　邮编　100038	
编　务　部	（010）58882938，58882087（传真）	
发　行　部	（010）58882868，58882874（传真）	
邮　购　部	（010）58882873	
官方网址	www.stdp.com.cn	
发　行　者	科学技术文献出版社发行　全国各地新华书店经销	
印　刷　者	虎彩印艺股份有限公司	
版　　　次	2017 年 6 月第 1 版　2018 年 5 月第 3 次印刷	
开　　　本	710×1000　1/16	
字　　　数	97千	
印　　　张	11　彩插 2 面	
书　　　号	ISBN 978-7-5189-2589-6	
定　　　价	98.00元	

序
Foreword

韩启德

　　欧洲文艺复兴后，以维萨利发表《人体构造》为标志，现代医学不断发展，特别是从19世纪末开始，随着科学技术成果大量应用于医学，现代医学发展日新月异，发生了根本性的变化。

　　在过去的一个世纪里，我国现代化进程加快，现代医学也急起直追。但由于启程晚，经济社会发展落后，在相当长的时期里，我国的现代医学远远落后于发达国家。记得20世纪50年代，我虽然生活在上海这个最发达的城市里，但是母亲做子宫切除术还要到全市最高级的医院才能完成；我患猩红热继发严重风湿性心包炎，只在最严重昏迷时用过一点青霉素。20世纪60—70年代，我从上海第一医学院毕业后到陕西农村基层工作，在很多时候还只能靠"一根针，一把草"治病。但是改革开放仅仅30多年，我国现代医学的发展水平已经接近发达国家。可以说，世界上所有先进的诊疗方法，中国的医生都能做，有的还做得更好。更为可喜的是，近年来我国医学界开始取得越来越多的原创性成果，在某些点上已经处于世界领先地位。中国医生已经不再盲从发达国家的疾病诊疗指南，而能根据我们自己的经验和发现，根据我国自己的实际情况制定临床标准和规范。我们越来越有自己的东西了。

要把我们"自己的东西"扩展开来，要获得越来越多"自己的东西"，就必须加强学术交流。我们一直非常重视与国外的学术交流，第一时间掌握国外学术动向，越来越多地参与国际学术会议，有了"自己的东西"也总是要在国外著名刊物去发表。但与此同时，我们更需要重视国内的学术交流，第一时间把自己的创新成果和可贵的经验传播给国内同行，不仅为加强学术互动，促进学术发展，更为学术成果的推广和应用，推动我国医学事业发展。

我国医学发展很不平衡，经济发达地区与落后地区之间差别巨大，先进医疗技术往往只有在大城市、大医院才能开展。在这种情况下，更需要采取有效方式，把现代医学的最新进展以及我国自己的研究成果和先进经验广泛传播开去。

基于以上考虑，科学技术文献出版社精心策划出版《中国医学临床百家》丛书。每本书涵盖一种或一类疾病，由该疾病领域领军专家撰写，重点介绍学术发展历史和最新研究进展，并提供具体临床实践指导。临床疾病上千种，丛书拟以每年百种以上规模持续出版，高时效性地整体展示我国临床研究和实践的最高水平，不能不说是一个重大和艰难的任务。

我浏览了丛书中已经完稿的几本书，感觉都写得很好，既全面阐述有关疾病的基本知识及其来龙去脉，又介绍疾病的最新进展，包括笔者本人及其团队的创新性观点和临床经验，学风严谨，内容深入浅出。相信每一本都保持这样质量的书定会受到医学界的欢迎，成为我国又一项成功的优秀出版工程。

《中国医学临床百家》丛书出版工程的启动，是我国现代医学百年进步的标志，也必将对我国临床医学发展起到积极的推动作用。衷心希望《中国医学临床百家》丛书的出版取得圆满成功！

是为序。

作者简介

Author introduction

龙剑虹，医学博士、教授、博士生导师，主任医师，湘雅名医。

中南大学湘雅医院整形美容科原主任、创始人，留澳、访美专家，中华医学会整形外科学分会委员、中国医师协会美容与整形医师分会常委、中国医师协会美容与整形医师分会乳房亚专业委员会常委，中国医促会肿瘤整形分会常委、中国康复医学会修复重建外科专业委员会委员及颅颌面组成员、中国《医疗美容机构基本标准》修订专家组成员，湖南省医学会烧伤整形专业委员会主任委员、湖南省医学会整形美容学组组长，湖南省医学会医学美学与美容学专业委员会副主任委员，《中华整形外科杂志》编委，《中国美容医学杂志》编委。

从事烧伤整形美容工作34年，一直坚持在临床一线。在颌面部整形美容、眼部整形美容、乳房重建与整形美容、皮肤撕脱伤创面的修复、各种体表巨大肿瘤切除后创面的修复，以及放射性溃疡、压疮、糖尿病溃疡、血管性溃疡等各种难治性创面的修复、严重瘢痕挛缩畸形的整复、各种原因所致的体表器官畸形与缺损的再造及功能重建、特大面积烧伤救治和严重深度烧伤创面修复等方面均具有较高造诣。自20世纪80年代初在国内较早开始应用各种皮瓣、肌皮瓣技术修复严重深度烧伤创面，并于90年代初率先在省内成功实施头皮撕脱伤带血管吻合头皮回植术，率先在省内将整形外科技术应用于肿瘤切除术后缺损的修复与器官重建，最大限度地恢复局部的外观和功能，提高了肿瘤患者的治疗水平。率先在省内大规模开展整形美容工作、创建整形美容专科，积极开展医疗新技术，在微创治疗腋臭、自体脂肪移植隆胸及修复面部凹陷与缺损、唇部缺损畸形的修复等方面取得佳绩，并获"湘雅名医"称号。

获国家自然科学基金资助1项，湖南省科技厅资助3项，卫生厅资助3项，中南大学湘雅医院百万人才工程资助1项。获国家专利1项。湘雅医院医疗新技术成果一等奖1项，湘雅医院医疗新技术成果二等奖1项，湘雅医院十佳优秀青年医师奖，中南大学医疗成果二等奖1项，湖南省卫生科技进步二等奖1项，湖南省科技进步二等奖1项，湖南省科技进步三等奖2项，撰写论文100余篇，其中SCI 10篇，CSCD30篇，专著1本，参编著作4本。担任本科生和国际医学生联合会(IFMSA)的教学工作。培养硕、博研究生30余人，已毕业20余人。指导博士研究生获中南大学博士创新基金2项。参编7年制和研究生教材2部。

前言
Preface

体表肿瘤是临床上的常见病、多发病，发病率高达 2.2% ～ 4.0%。尤其是体表恶性肿瘤（如黑色素瘤、鳞状细胞癌、基底细胞癌等）的发病严重危害了人类的身体健康、影响患者的生活质量，甚至危及生命。而且其发病率呈快速增长趋势。

中南大学湘雅医院整形美容科多年来一直致力于体表肿瘤的临床治疗和科学研究，在黑色素瘤、鳞状细胞癌、基底细胞癌和血管瘤等方面积累了一定的临床经验和科研资料。值得欣慰的是，近年来国内外在体表肿瘤的临床治疗和科学研究方面取得了突破性进展，为了让广大临床医师和科学研究人员比较全面地了解当前体表肿瘤治疗和研究的新进展，特组织我科专家和相关的研究人员编写了《体表肿瘤龙剑虹 2017 观点》一书，希望为我国广大临床医师在体表肿瘤的治疗方面提供最新的、最实用可行的治疗方案；也为相关的科学研究人员提供新的思路，以解除体表肿瘤患者的痛苦。参与该书的编写人员均来自临床与科研的第一线，在编写过程中，大家利用业余时间，查阅了大量的国内外文献资料，也结合了我科自己的临床经验和科研总结。尽管我们以高度的责任感来编写此书、并进行了反复的审核与校对，仍有可能出现纰漏和错误，还望读者批评指正。

龙剑虹

目 录
Contents

鳞状细胞癌

血管瘤和脉管畸形

血管瘤和脉管畸形的分类及治疗 / 122

婴幼儿血管瘤 / 124

毛细血管畸形 / 136

淋巴管畸形 / 140

黑色素瘤

黑色素瘤的流行病学及危险因素

1. 黑色素瘤的发病率呈上升趋势

皮肤黑色素瘤（melanoma）的发病率比其他实体肿瘤要高，且黑色素瘤的发病率一直呈大幅度增长，从总体上看，2002—2006 年男性黑色素瘤患者增加了 33%，女性增加了 23%。黑色素瘤在男性人群中发病率的增长速度居恶性肿瘤首位，而在女性人群中其发病率的增长速度仅次于肺癌。不过黑色素瘤发病率的升高主要是由于皮肤病变诊断方法的改善、居民疾病防治意识的提高以及社会经济的发展。在全体居民中进行系统性筛选试验（如德国），可使早期肿瘤发病率增加，如果继续进行筛选，则该发病率会"趋于平稳"。据报道，在澳大利亚年轻人群中黑色素瘤的发病率明显趋于稳定，这种现象可能是由来自亚洲的黑色素瘤低发病风险的年轻移民增加所引起的。然而这些报道的数据可能远低于其真实的发病率，如在门诊就诊的表皮及原位黑色素瘤的患者就并未计入其中。在全球范围内，皮肤黑色素瘤的发病率各不相同，不同人群的发病率相差约 100 倍，世界范围内黑色素瘤发病率最高的国家为澳大利亚和新西兰，那里每年每 100 000 居民中就可出现 60 例患者。欧洲黑色素瘤的发病率是每年每 100 000 居民中出现 20 例患者，而在美国则为每年每 100 000 居民中出现 30 例患者。相比之下，非洲和亚洲的深色皮肤人种的每年发病率约为每 100 000 人中出现 1 例患者。

黑色素瘤比大多数实体肿瘤（例如乳腺癌、结肠癌、肺癌）的平均发病年龄要早 10 年。一般来说，诊断后的中位生存年龄为 59 岁，比其他所有恶性肿瘤的中位生存年龄减少了 16.6 岁，黑色素瘤患者生存年龄可减少 20.4 岁。

2. 黑色素瘤的相关危险因素

黑色素瘤的危险因素包括皮肤种类、既往黑色素瘤的个人史、多发临床非典型痣或发育不良痣、黑色素瘤阳性家族史以及稀有的遗传基因突变。对于有强侵袭性黑色素瘤家族史、伴或不伴胰腺癌的患者可以考虑进行遗传咨询。除了遗传因素，环境因素（包括过多暴露于阳光下以及人工紫外线辐射中）也会加重黑色素瘤的发病风险。遗传易感性以及环境暴露的相互影响表明了那些难以晒黑或者说是肤色白皙的人相较而言有更高的黑色素瘤风险。但黑色素瘤也可以发生于任何没有强紫外线暴露地区的人群之中。

近些年来，人们增加了闲暇时日光暴露的时间被认为是黑色素瘤及上皮恶性肿瘤发病率急剧增加的主要原因。近期数据显示，紫外线照射是黑色素瘤发病的直接诱因，由于紫外线照射作用于嘧啶二核苷酸转化位点 [大量核苷酸由胞嘧啶脱氧核苷酸（C）转变为胸腺嘧啶脱氧核苷酸（T）或者由鸟嘌呤脱氧核苷酸（G）转变为腺嘌呤脱氧核苷酸（A）处]，导致了黑色素瘤基因 *STK19*、*FBXW7* 的热点活化突变以及由 B 段紫外光（ultraviolet B radiation，UVB）介导的 *IDH1* 的损坏。但间歇性太阳暴露（假日时间）和日光灼伤也是黑色素瘤发生的重要危险因素。

日光照射可以增加个体在儿童和青少年时期的易感性，诱导黑色素细胞痣的产生，而大量黑色素细胞痣的产生与黑色素瘤的发生风险增加有关。一项 Meta 分析显示，有超过 100 颗黑色素细胞痣的个体，黑色素瘤的发病风险比常人增加了 7 倍。此外，非典型性黑色素细胞痣或比寻常痣更大、更多、呈不对称和不规则的色素痣则是另一危险因素。某几个单核苷酸的多态性变化可影响痣的类型、数量及黑色素瘤的发生等，例如 *MC1R* 基因编码促黑素细胞激素受体 α，其在红发色人群中通过转换大量的嗜黑色素来刺激黑色素的生成。由于受单核苷酸多态性变化的影响，*MC1R* 的多种变异都与黑色素瘤发病风险升高相关，变异对于黑色素瘤患者的诊断年龄和 CDKN2A 突变外显率有所影响。其他几个位点中，与增加黑色素瘤的风险相关的包括 *ASIP*、*TYRP1*；与降低其风险有关的包括 *EGF* 或 *VDR* 基因多态性。数据除了显示紫外线损伤和黑色素瘤之间存在直接的因果关系，还指出接受

UVB 和 A 段紫外光（ultraviolet A radiation，UVA）照射之间的不同。Whiteman 和他的同事们提出了两个不同的假设，由部分紫外线引起的黑色素瘤得到的临床结局不同：第一种是对于存在许多普通痣的人，使其躯干部经过强烈且间歇性紫外线暴露后，其黑色素瘤的诊断年龄在 51 岁之前；第二种是在无黑色素瘤等皮肤肿瘤病史的老年人身上进行长期的紫外线照射；由此得出的数据显示，*BRAF* 突变更常存在于年轻且有很多痣患者身上（A 型），而以上记录的经过紫外线照射的老年人（B 型）则突变较少。

综上所述，黑色素瘤的发病风险与基因和环境因素有关。大约 10% 的皮肤黑色素瘤发生在家族之中，有两个或两个以上的近亲受到影响，这表明其具有低患病率和高基因外显率。黑色素瘤患者存在高流行率、低外显率基因，比如 *MCIR* 基因，可能与环境因素（特别是日光暴露）相互作用。高风险等位基因和高外显率往往表现为在家族常染色体显性遗传模式的集群。大约 1/3 的黑色素瘤家庭有一个 *CDKN2A* 基因突变。*CDKN2A* 基因通过选择性剪接 *p16INK4a* 和 *p14ARF*，编码两种肿瘤抑制蛋白。当其发生突变时，通过 *Rb1*（*p16INK4a*）和 *p53*（*p14ARF*）的抑制功能，刺激细胞进入细胞周期。第二个黑色素瘤易感基因 *CDK4*，已经在某些家族的蛋白质水平得到了证实。*CDK4* 与 *P161Ink4a* 相互影响，*CDK4* 功能的丧失同样能增加生存风险。*RB1* 是黑色素瘤的另一个高外显率的等位基因。*RB1* 基因突变者患黑色素瘤的风险增加了 4 ～ 80 倍。与在生殖系统中出现 *MITF*（*mi-e318k*）错义突变者相比，*RB1* 基因突变者中分别或同时存在黑色素瘤、肾细胞癌的相关风险增加了 5 倍。这一突变增加了 *MITF* 基因而遮蔽了 *HIF1A* 基因的表达，同样也增加了黑色素瘤细胞与肾细胞癌细胞单克隆形成、迁移和侵袭能力。具有高患病率和低外显率的低、中度风险等位基因是最常见的黑色素瘤散发病例的原因。

原发性皮肤黑色素瘤最重要的预后因素是肿瘤 Breslow 厚度，用于测量肿瘤侵入真皮和皮下组织的深度。20 世纪 80 年代和 90 年代，在欧洲西部和澳大利亚诊断的原发性黑色素瘤的厚度明显下降，这表明普及疾病相关知识和筛查对早期发现肿瘤是十分有效的，也反映了黑色素瘤（肿瘤厚度 < 1mm 的）发病率的增加（即早期诊断）。然而在欧洲、美国、澳大利亚的皮肤黑色素瘤厚肿瘤（Breslow 厚度 ≥ 2mm）发病率并未下降，反而平稳上涨。在发达国家，皮肤黑色素瘤多数为目前确诊肿瘤厚度（即 Breslow 厚度 < 1mm），在所有原发性皮肤黑色素瘤晚期出现转移的比例是 10% ~ 15%。

黑色素瘤的发病机制

3. 黑色素瘤的发生由环境和遗传因素共同作用

黑色素瘤的发病是一个复杂的、多因素共同作用于黑色素细胞并最终导致黑色素细胞发生恶性病变的过程。既有外部因素的影响，如紫外线中 UVA 和 UVB 照射皮肤后，导致脱氧核糖核酸（DNA）损伤修复机制失衡，使黑色素瘤相关基因发生突变，最终导致疾病的发生；又有个体自身因素的影响，如光敏性、免疫抑制状态、遗传基因易感性等。5% ～ 10% 的黑色素瘤发生在有遗传基因易感性的家族中，其中 40% 的家族性黑色素瘤与 9 号染色体短臂相关。有 20% ～ 40% 的家族性黑色素瘤亲属存在 CDKN2A 基因上的种系突变，另一种黑色素瘤易感基因是 CDK4，它只占家族性种系突变中的一小部分，位于 12 号染色体长臂 14 区。此外有研究认为，MITF 基因突变位点 E318K 也可能与家族型黑色素瘤相关，携带该基因突变的人群相比于普通人群黑色素瘤患病率更高。

4. 黑色素瘤的发病分子机制

目前一般认为黑色素瘤的发病过程为增殖的黑色素细胞形成痣，然后到结构异常、增殖异常，并最终发生侵袭和转移。黑色素瘤的 Clark 模型总结了不同阶段的组织学改变相对应的不同分子机制。如良性痣阶段出现的 *BRAF* 突变和 MAPK 通路的激活；异型性痣阶段出现的 *CDKN2A* 和 *PTEN* 通路的改变等。

现阶段与黑色素瘤发病及治疗相关的分子机制研究进展较快的主要是 Ras/MAPK 信号通路。Ras/MAPK 是经典的细胞信号通路，其在细胞增殖、分化、死亡及胚胎发育等生物学过程中都起重要的调节作用。MAPK 家族是此信号通路的主要成员，MAPK 的激活可以活化转录因子和蛋白激酶并引发多种生物学效应。癌基因中的 RAF 家族成员包括 *RAF1*、*ARAF*、*BRAF*。其中异构体 *BRAF* 与黑色素瘤的发生有密切关系，60% 以上的黑色素瘤细胞系及临床标本中存在 *BRAF* 基因的错义突变，*BRAF* 是目前发现的黑色素瘤中突变率最高的基因。其中 *BRAF V599E* 突变最常见，这种突变可以使 *BRAF* 的激酶活性增加 10 ~ 20 倍，以此增强黑色素瘤 RAS/MAPK 信号通路的活性。*BRAF* 突变通过上调转录因子 Brn2 的表达、下调 p27kip1 周期素和上调细胞周期素 D1 的水平来影响细胞周期并导致黑色素细胞的异常增殖。另有研究认为，黑色素细胞表达突变的 BRAF 蛋白会造成黑色素细胞异常增殖形成色素痣，但尚不至于发展成黑色素瘤，此时如果合

并了抑癌基因 *P53* 失活，则黑色素细胞会转变为恶性组织细胞并引发黑色素瘤的发生。这提示 *BRAF* 基因的突变可能只是导致黑色素瘤发生机制中的一环，黑色素瘤的发生是一个多因素共同作用的过程。

此外，*RAS* 基因的过表达也可以诱导黑色素细胞恶变导致黑色素瘤。*NRAS* 是黑色素瘤中最常见的突变异构体，突变率约为 15%。有研究发现，抑制黑色素细胞中 *NRAS* 的表达后，细胞出现凋亡，提示 *NRAS* 突变可能与黑色素瘤细胞的凋亡有关。而 ARF 作为新发现的肿瘤抑制因子，可以通过与原癌蛋白 MDM2 结合来阻止 p53 蛋白被泛素化降解，上调 p53 水平，并诱导细胞周期的阻断和凋亡。

黑色素瘤的诊断

5. 黑色素瘤的临床表现和查体体征

    临床黑色素瘤诊断的核心仍为询问病史及全身皮肤查体。美国皮肤病学会（American Academy of Dermatology，ADD）2004 年提出了皮肤黑色素瘤的早期临床症状"ABCDEF 法则"，即 A：非对称（Asymmetry），色素斑块看起来不对称；B：色素斑块边缘不规则（Border irregularity），色素斑块边缘有切迹、锯齿等，而正常色素痣有光滑的圆形或椭圆形轮廓；C：颜色改变（Color variation），正常色素痣一般为单色，而黑色素瘤主要表现为污浊的黑色，也可有褐、棕、棕黑、蓝、粉甚至白色等多种不同颜色；D：色素斑直径（Diameter）＞6mm，黑色素瘤通常比普通痣大，色素斑直径＞6mm 或色素斑明显逐渐增大时当引起注意，直径＞1cm 的色素痣最好做活检评估；E：隆起（Elevation），一些早期的黑色素瘤整个瘤体会有轻微的隆起；F：表现奇特（Funny look），如"丑小鸭"征（图 1）。"ABCDEF

法则"操作简单，不仅可以用于指导临床医师皮肤临床查体的初筛工作，也可以用于教育患者（用于患者自查），这可以提高人们对黑色素瘤的重视并帮助其及早地发现黑色素瘤。该法则的不足之处在于它没有将黑色素瘤的发展速度考虑在内，也就是未将几周或几个月内发生的显著变化趋势纳入考量。早期皮肤黑色素瘤进一步发展可出现卫星灶、溃疡、反复不愈、区域淋巴结转移和移行转移。晚期黑色素瘤根据不同的转移部位症状不一，容易转移的部位为肺、肝、骨、脑，眼和直肠来源的黑色素瘤容易发生肝转移。

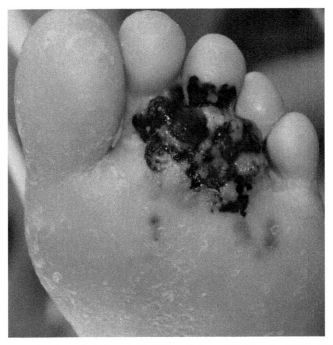

图1 "丑小鸭"征：皮损表现与其他常见的痣、疣等不一样（彩图见彩插1）

6. 非侵入性皮肤显像技术提高了临床诊断原发性黑色素瘤的准确率

辅助肉眼诊断设备：皮肤镜是一种非侵袭性图像显示技术，包含皮损颜色可视化的手持设备，而肉眼难以察觉皮损的结构和模式。目前已证明，相比肉眼检查，该技术可改善原发性皮肤黑色素瘤的诊断准确率，并减少不必要的良性皮肤肿瘤活检。时间序列皮肤镜通过对不典型的皮肤黑色病变连续观察监测，并根据一定的客观指标，选择性进行活检，可减少医疗经济成本。连续数字皮肤镜图像技术可实时捕获不确定的皮损信息，实现痣的监测，这项技术相比皮肤镜可减少良性病变不必要的切除，且对缺乏临床或皮肤镜诊断特点的黑色素瘤实现基线检测。数字人体摄影常用于有多量痣和（或）非典型痣患者，其照片可用于医务人员的随访检查，以此帮助识别新发或有改变的病损。皮肤镜、连续性数字皮肤镜成像和数字人体摄影通常以互补的方式一起使用。针对高风险黑色素瘤患者的回顾性分析显示：结合使用这些技术可早期发现黑色素瘤，并减少良性皮肤病变活检率。此外，还有在体反射激光共聚焦显微镜，它是一种不断发展的非侵入性床旁成像方式，可使表皮和真皮浅层可视化，分辨率接近组织学清晰度。现已证明，将此技术作为结合皮肤镜检查的二级诊断测试可改善黑色素瘤诊断的正确率，并减少良性黑色素细胞肿瘤不必要的活检。因其检测黑色素瘤的自动诊断系统具有较高的敏感性和特异性，因此取得了医务人员和患者的一致好评。过去 10

年间，美国和欧洲计算机辅助多光谱数字分析和电化学阻抗谱已作为黑色素瘤的诊断手段，并得到商业性开发。虽然这两个系统已取得了可喜的初步成功，但证据的总体质量和数量仍不充分。发现早期潜在病灶是成像设备协助可视化和早期诊断无色素性黑色素瘤的发展方向。虽然无色素性黑色素瘤是皮肤黑色素瘤的一小部分，但临床和皮肤镜检查难以识别，与色素性黑色素瘤相比通常在更晚期才能诊断。

7. 黑色素瘤的实验室和影像学检查

实验室检查：包括血常规检查、肝肾功能检查和乳酸脱氢酶（LDH）检查等，这些检查主要为后续治疗做准备，同时了解患者的一般情况。如有报道称，LDH < 0.8 倍正常值的患者总生存期明显延长。但由于目前黑色素瘤尚无特异性的血清肿瘤标志物，因此常规的实验室检查对筛查黑色素瘤，尤其是处于临床 I 期和 II 期阶段的无症状但有远处转移的黑色素瘤基本无效。因此黑素瘤患者相关实验室检查仅能做参考。

影像学检查：在黑色素瘤的诊断中是十分必要的，一方面有助于对比治疗前与治疗后复发的病情发展情况，二是有助于发现其他对治疗黑色素瘤有影响的隐秘性疾病，三是有助于发现肿瘤的早期中枢神经系统转移（发生率< 5%）。但影像学检查对黑色素瘤不具有特异性，仅能作为黑素瘤的筛查手段之一，而且应根据实际需要和患者经济情况决定是否检查。相关必查项

目包括区域淋巴结 B 超（颈部、腋窝、腹股沟、腘窝等）、胸部 X 线片或 CT，以及腹部 B 超、CT 或 MRI，根据患者个人实际需求可行全身骨扫描及头颅检查（CT 或 MRI）或正电子发射计算机断层显像（PET-CT）全身扫描。对于原发于下腹部皮肤、下肢或会阴部的黑色素瘤，应常规增加盆腔影像学检查（B 超、CT 或 MRI），筛查髂血管旁淋巴结情况。一项系统回顾表明，PET-CT 对 I 期、II 期黑色素瘤的敏感性为 0 ～ 67%，特异性为 77% ～ 100%，而对Ⅲ期、Ⅳ期黑素瘤的敏感性为 68% ～ 87%，特异性为 92% ～ 98%。另一项大型 Meta 分析认为，PET-CT 在发现远处转移黑色素瘤方面优于 CT。而多光子激光断层扫描（MPT）、光学相干断层扫描等其他监测方法，因目前仍缺乏大规模临床数据支持而有待进一步研究。

8. 黑色素瘤的病理检查

病理学检查是黑色素瘤确诊（甚至明确分期）的"金标准"，在诊断、分型、分期、治疗及预后判断中都占有十分重要的地位。对黑色素瘤原发病灶多采用切除活检，切除时争取获得阴性切缘。穿刺活检往往无法评估侧缘及黑色素瘤浸润深度，如果肿瘤巨大破溃或已经明确发生转移，可进行病灶穿刺或切取活检。最新的大规模循证医学证据显示，首次病理活检不建议行扩大活检术，其原因主要有两个方面：首先，随着淋巴管显像技术及前哨淋巴结活检技术的开展，部分晚期患者在就诊时已出现局部淋巴道转移，局部扩大切除可能改变局部淋巴回流，干扰前哨淋巴结活检结果；其次，由于我国恶性黑色素瘤好发于肢端，故多数肢端部位皮损难以直接使用扩切来获得彻底根除目的。除颜面部等特殊部位外，首次活检切缘最好为 1～3mm。对于如颜面、掌面、耳和甲下等特殊病变部位或大面积病变，精确活检往往不适用，则可在相对较厚的病变部位进行全层切取或穿刺活检。上述方法能在明确原发病灶微观分期的同时，不干扰后期治疗并且不影响预后。黑色素瘤常见的病理类型有浅表扩散型黑色素瘤、结节型黑色素瘤、恶性雀斑样黑色素瘤、肢端雀斑样黑色素瘤，少见类型有上皮样黑色素瘤、促纤维增生性黑色素瘤、无色素型恶性黑色素瘤、气球样细胞黑色素瘤、梭形细胞黑色素瘤和巨大色素痣恶性黑色素瘤等。在白色人种中，浅表扩散型黑色素瘤最多见，而在黄色人种和黑色人种中，以肢端雀斑样黑色素瘤多见。

（1）浅表扩散型黑色素瘤（superficial spreading melanoma，SSM）：是主要发生在普通皮肤的黑色素瘤，以水平生长期为特点，表现为大的肿瘤性色素细胞在鳞状上皮之间呈铅弹样播散。肿瘤呈侧向型生长，发生于垂直浸润期之前，预后相对较好，多见于年轻患者，位于间歇性接受日光照射部位的皮肤。浅表扩散型黑色素瘤多见于白种人（约占70%），好发于背部和女性下肢，通常由痣或皮肤的色素斑发展而来，外观常不规则，颜色可呈棕黑色、粉色、白色、灰色甚至脱色素，可伴瘙痒，直径多＞0.5cm。

（2）结节型黑色素瘤（nodular melanoma，NM）：常表现为

快速生长的色素性结节性黑色素瘤，有时也可表现为无色素性结节性黑色素瘤，患处可以出血或形成溃疡，常位于间歇性日光照射的部位，可发生在任何部位和任何年龄，但以60岁以上的老年人和男性更多见，生长迅速，诊断时一般浸润皮肤厚度较深（约占15%）。它多来源于痣，也可呈跳跃式生长，原发病灶处可以没有色素痣或损伤。

（3）恶性雀斑样黑色素瘤（lentigo maligna melanoma，LMM）：该黑色素瘤并不是由痣发展而来的，往往曾经过多暴露于阳光下，并可潜伏多年发病。早期表现为深色不规则的皮肤斑点，可被误认为"老年斑"或"灼伤斑"。一般表现为非典型性黑色素瘤细胞沿真皮、表皮交界处呈线状或巢状增生，下延至毛囊壁和汗腺导管，并伴有严重的日光性损伤，同时有真皮内非典型性黑色素细胞浸润。该型较前两种少见（约占10%），通常发生于中老年人，位于面部等常暴露于日光下的部位。

（4）肢端雀斑样黑色素瘤（acral lentiginous melanoma，ALM）：在白种人中发病率低（约占5%），黏膜黑色素瘤也常归于此类，与紫外线关系不大。而在黄色人种和黑色人种中以该类型黑色素瘤最为多见，报道显示，在亚洲人中其占比高达58%，而在黑色人种中占60%～70%。它好发于手掌、足跟、指趾、甲床和黏膜（口腔、鼻咽及女性生殖道等），由于发病部位特殊且隐匿，容易被忽视。

目前，国际上倾向于将黑色素瘤分为四种基本类型：肢端型、黏膜型、慢性日光损伤型和非慢性日光损伤型（包括原发病灶不明型）。其中慢性日光损伤型主要包括头颈部和四肢黑色素瘤，日光暴露较多，高倍镜下可观察到慢性日光损伤小体。国外资料显示，28% 的黑色素瘤患者发生 *KIT* 基因变异，10% 发生 *BRAF* 变异，5% 发生 *NRAS* 变异。肢端型和黏膜型发生 *KIT* 基因变异较多，其次为 *BRAF* 变异。非慢性日光损伤型，如躯干黑色素瘤，大部分发生 *BRAF V600E* 突变（60%）或 *NRAS* 突变（20%）。这为临床使用 *BRAF V600E* 抑制剂提供了理论基础。

前哨淋巴结活检在筛选淋巴结转移分期中的作用被广泛接受，尤其对前哨淋巴结活检阳性结果的患者是否需要辅助治疗有重要参考价值。前哨淋巴结活检阳性的黑色素瘤患者的复发风险高于阴性患者，因此推荐阳性患者应常规进行全部淋巴结清扫和相应的辅助治疗。有研究显示，原位黑色素瘤中前哨淋巴结是最重要的预后相关因素，前哨淋巴结活检阳性的预后参考价值要高于肿瘤厚度 > 1mm 的诊断参考价值。在黑素瘤厚度 ≤ 0.75mm 的患者中，前哨淋巴结的阳性率只有 2.7%，而在黑素瘤厚度为 0.75 ～ 1.00mm 的患者中，前哨淋巴结的阳性率为 6.2%。前哨淋巴结的组织活检方法有很多，主要有切除活检、局部穿刺、削切或针吸活检等。

9. 黑色素瘤的分子诊断

黑色素瘤的基因表达谱对人们认识黑色素瘤的生物学特性有

巨大的价值，但是目前的研究仍不能一致证明基因谱可以作为黑色素瘤的独立诊断标准。最近分析遗传学和基因组学技术已用于提高诊断准确性，特别是对不确定的病例。已有研究表明，比较基因组杂交（comparative genomic hybridization，CGH）比荧光原位杂交技术（fluorescence in situ hybridization，FISH）在确定拷贝数变化上特异性和敏感性更高，例如 CGH 分析显示大多数黑色素瘤有染色体畸变的复发模式，如丢失 6p、8p、9p 和 10q，获得 1q、6p、7q、8q、17q 和 20q，而色素痣无此改变。CGH 可能在判读有良性幼年黑素瘤样特征的肿瘤上特别有用，但对原发皮肤黑色素瘤不推荐行遗传学检查，而且在没有远处转移时也不推荐行 *BRAF* 基因检测。基因表达是一个复杂的过程，存在许多不可预知的突变，而且不同的实验方法对基因检测的最终结果也有影响，因此该技术距离大规模商业化的临床应用仍有较长的路要走。

10. 黑色素瘤诊断（TNM）分期

皮肤黑色素瘤 AJCC 第 7 版 TNM 分期见表 1。

表 1　皮肤黑色素瘤 AJCC 第 7 版 TNM 分期

原发肿瘤（T）
TX　原发灶无法评价
T0　无肿瘤证据
Tis　黑色素瘤原位癌

续表

T1　厚度≤ 1.0mm

T1a　厚度≤ 1.0mm，无溃疡，有丝分裂率< $1/mm^2$

T1b　厚度≤ 1.0mm，有溃疡，有丝分裂率≥ $1/mm^2$

T2　厚度 1.01 ～ 2.0mm

T2a　厚度 1.01 ～ 2.0mm，不伴溃疡

T2b　厚度 1.01 ～ 2.0mm，伴溃疡

T3　厚度 2.01 ～ 4.0mm

T3a　厚度 2.01 ～ 4.0mm，不伴溃疡

T3b　厚度 2.01 ～ 4.0mm，伴溃疡

T4　厚度> 4.0mm

T4a　厚度> 4.0mm，不伴溃疡

T4b　厚度> 4.0mm，伴溃疡

区域淋巴结（N）

NX　区域淋巴结无法评价

N0　无淋巴结转移

N1　1 个淋巴结转移

N1a　隐性转移（病理诊断）

N1b　显性转移（临床诊断）

N2　2 ～ 3 个淋巴结转移

N2a　隐性转移（病理诊断）

N2b　显性转移（临床诊断）

N2c　非簇样移行转移或卫星灶（但无移行转移）

N3　≥ 4 个淋巴结转移，或簇样转移结节 / 移行转移，或卫星灶合并区域淋巴结转移

远处转移（M）

M0　无远处转移

M1a　皮肤、皮下组织，或远处淋巴结转移

M1b　肺转移

M1c　其他内脏转移或任何远处转移伴血清 LDH 升高

临床分期

续表

0 期	Tis	N0	M0
Ⅰ A 期	T1a	N0	M0
Ⅰ B 期	T1b	N0	M0
	或 T2a	N0	M0
Ⅱ A 期	T2b	N0	M0
	或 T3a	N0	M0
Ⅱ B 期	T3b	N0	M0
	或 T4a	N0	M0
Ⅱ C 期	T4b	N0	M0
Ⅲ期	任何 T	> N1	M0
Ⅳ期	任何 T	任何 N	M1

病理分期

0 期	Tis	N0	M0
Ⅰ A 期	T1a	N0	M0
Ⅰ B 期	T1b	N0	M0
	或 T2a	N0	M0
Ⅱ A 期	T2b	N0	M0
	或 T3a	N0	M0
Ⅱ B 期	T3b	N0	M0
	或 T4a	N0	M0
Ⅱ C 期	T4b	N0	M0
Ⅲ A 期	T1-4a	N1a	M0
	或 T1-4a	N2a	M0
Ⅲ B 期	T1-4b	N1a	M0
	或 T1-4b	N2a	M0
	或 T1-4a	N1b	M0
	或 T1-4a	N2b	M0
	或 T1-4a	N2c	M0
Ⅲ C 期	T1-4b	N1b	M0
	或 T1-4b	N2b	M0
	或 T1-4b	N2c	M0
	或任何 T	N3	M0
Ⅳ期	任何 T	任何 N	M1

注：（1）临床分期包括原发灶微分期和临床 / 影像学所确认的转移灶。常规来说，应在原发灶切
　　　除和分期检查完成后确定分期。
　　（2）病理分期包括原发灶微分期，部分或全部区域淋巴结切除的病理情况。
　　（3）完整信息及数据可登录 http: //www.springer.com/cn/ 获取。

黑色素瘤的治疗

11. 手术切除是原发性无区域淋巴结转移的皮肤黑色素瘤的标准治疗方案

　　手术切除是黑色素瘤的主要治疗方法，然而手术扩大切除切缘的选择不尽相同。其中起到主要影响因素的是肿瘤的 Breslow 厚度。对于不同厚度的黑色素瘤有着不同的切缘选择及之后的预后比较：在一项由世界卫生组织（WHO）发起的国际性前瞻性研究中，612 名黑色素瘤患者肿瘤厚度不超过 2.0mm，他们被随机分配进行扩大切缘为 1cm 或 ≥ 3cm 肿瘤切除手术后，结果显示在 90 个月的随访时间内，他们的无病生存期（disease-free survival，DFS）和总生存率（overall survival，OS）差异是无统计学意义的，证实对于不超过 2mm 厚的黑色素瘤患者来说，生存率并不会因为较窄地扩大切缘而大打折扣。在一项欧洲的多中心随机临床试验中，936 名患者肿瘤厚度超过 2mm，被随机进行扩大切缘 2cm 或 4cm 的肿瘤切除手术后，两组患者的 5 年生存率差异无统计学意义，研究说明对于肿瘤较厚的黑色素瘤患者而言，生存率并不会因为切缘超过 2cm 而提升。美国国立综合癌症网络（National Comprehensive Cancer Network，NCCN）上对原发性黑色素瘤扩大切除的推荐切缘见表 2。

表 2 原发性黑色素瘤扩大切除的推荐切缘

肿瘤厚度	推荐边缘宽度
原位癌	0.5 ～ 1.0cm
≤ 1.0mm	1.0cm（1 类）
1.01 ～ 2mm	1.0 ～ 2.0cm（1 类）
2.01 ～ 4mm	2.0cm（1 类）
> 4mm	2.0cm（1 类）

注：数据来源：CSCO 黑色素瘤专家委员会 . 中国黑色素瘤诊治指南 2015 版 . 北京：人民卫生出版社，2015.

手术扩大切缘的主要影响因素为肿瘤厚度，但切缘选择同时要根据肿瘤的解剖部位及美学因素而进行考虑。如在一些解剖上很难达到 2cm 扩大切缘的位置，1 ～ 2cm 的切缘是可以接受的。

12. 不适合扩大切除的区域可以用咪喹莫特或放疗替代治疗

即使手术切除仍然是原位黑色素瘤的标准治疗方案，但当肿瘤生长在易产生手术并发症或影响美观的位置时，外用咪喹莫特会是一种较为合适的替代治疗方法，特别是对恶性雀斑样痣患者而言。在大多数研究中不管是单一使用咪喹莫特还是肿瘤切除前使用，或是在肿瘤不完全切除后使用，抑或是在较窄切缘切除手术的局部治疗情况下，外用咪喹莫特具有较高的临床和组织学肿瘤清除率（70% ～ 100%），和较低的复发率（仅 0 ～ 4%）。然而长期比较性的研究还需进一步开展。

对于恶性雀斑样痣，放疗同样也可作为手术的替代治疗方案。通过大型的回顾性研究表明，在 350 名恶性雀斑痣患者中，接受放疗作为首选治疗的患者肿瘤完全清除率达 83%，在部分切除后进行放疗的患者肿瘤清除率达 90%。

13. 对前哨淋巴结活检阳性的患者进行完全性淋巴结清除

通常对于前哨淋巴结活检阳性的黑色素瘤患者建议进行完全淋巴结清扫（CLND）。NCCN 推荐前哨淋巴结阳性的Ⅲ期黑色素瘤患者在影像学检查未存在远处转移的情况下，应行原发部位肿瘤的扩大切除和受累淋巴结完全切除。经盆腔 CT 或 PET/CT 证实髂和闭孔淋巴结肿大或术中发现 Cloquet's 淋巴结阳性时，应行盆腔切除。临床淋巴结阳性或超过 3 个浅表淋巴结受累时也应考虑盆腔切除。头颈部肿瘤伴临床或镜下腮腺淋巴结阳性时，在行腮腺切除的同时还要切除颈部回流淋巴结。

然而 CLND 仍然存在一些争议，包括治疗过程中所产生的费用和继发性疾病的发病率，特别是对于那些在前哨淋巴结阳性基础上系统性疾病患病风险增加的患者来说，CLND 对临床预后并非是有益的。对于前哨淋巴结阴性的患者来说，区域性淋巴结清扫是不推荐的。

14. 非前哨淋巴结阳性有一定的出现概率，并提示不良的疾病预后

研究发现，在前哨淋巴结阳性的患者中，有 20% 的 CLND 淋巴结标本提示为非前哨淋巴结阳性。临床上可以通过以下因素来预测非前哨淋巴结阳性的出现，包括发生转移的前哨淋巴结的最大体积、受累的前哨淋巴结的数量、转移的前哨淋巴结的分布情况（囊下的或实质的），还有原位肿瘤厚度和有无溃烂。相比那些在 CLND 淋巴结中未发现非前哨淋巴结阳性的患者，发现非前哨淋巴结阳性的患者具有更高的复发率与更短的 DFS 和 OS。

15. 黑色素瘤的辅助性全身治疗

干扰素（interferon，IFN），特别是高剂量 IFN，被广泛用于黑色素瘤患者的辅助治疗。目前，两种较新的黑色素瘤辅助疗法有生物化学疗法 [一种结合了高剂量 IFN、白细胞介素 -2（interleukin-2，IL-2）和化疗药物的综合疗法] 和免疫检查点抑制剂。

16. 化疗药物仅用于其他（靶向）治疗不起作用的情况

目前，化疗药物仅用于其他（靶向）治疗不起作用时。在某大型随机试验中，与"老"标准治疗（应用达卡巴嗪）相比，唯一改善无进展生存期（progression-free-survival，PFS）的化疗药物是白蛋白结合型紫杉醇，这表明其可作为临床治疗的附加选择。也有报道称，卡铂和紫杉醇对黑色素瘤有治疗活性。目前用于转移性黑色素瘤的化疗药物包括达卡巴嗪、高剂量 IL-2、替莫唑胺、紫杉醇加卡铂，但治疗反应率不足 20%。

17. 高剂量 IFN 和长效 IFN 对病灶完全切除的Ⅲ期黑色素瘤患者都是合适的治疗选择

NCCN 不推荐使用低剂量或中等剂量的 IFN 治疗。对于前哨淋巴结阳性或临床诊断淋巴结阳性的患者来说，IFN 治疗能改善他们无复发生存期（recurrent-free survival，RFS），但是长期随访中 IFN 治疗对总生存期无明显改善。由于高剂量 IFN 治疗存在潜在的毒性反应，并不适用于所有医疗机构。而辅助性高剂量干扰素治疗虽然具有毒性，但在一定条件下可发挥作用，一旦选择作为 IFN 辅助治疗，则高剂量干扰素治疗需持续 1 年，或是长效干扰素治疗需持续 5 年。

18. 生物化学疗法对行肿瘤完全切除的高危 III 期患者是一种合适的辅助治疗

生物化学疗法包括化血治疗和免疫治疗（IFN 或 IL-2）。研究发现，相对于疗程为 52 周 IFN-α2b 来说，患者更愿意完成 9 周的生物化学疗程。在中位时间为 7.2 年的随访中，接受生物化疗的患者相比于接受高剂量 IFN-α2b 治疗的患者表现出更长的无复发生存期（4.0 : 1.9）。但是两组的中位总生存期和 5 年生存率无明显统计学差异。

19. 高剂量的 ipilimumab 能改善中晚期黑色素瘤的预后

免疫检查点抑制剂是一种相对新的治疗方法，以参与 T 细胞激活的分子为靶向来提高抗肿瘤的免疫反应。易普利姆玛（ipilimumab），是一种针对免疫检查点受体细胞毒性 T 淋巴细胞相关抗原 4（CTLA-4）的单克隆抗体，能显著改善转移性黑色素瘤或不能进行手术治疗的黑色素瘤患者的 PFS 和 OS。2011 年美国食品药品监督管理局（U.S. Food and Drug Administration, FDA）批准 ipilimumab 可用于转移性黑色素瘤的治疗。

经过 III 期的随机双盲多中心临床试验验证表明：对已行肿瘤扩大切除并未行任何辅助治疗的 III 期黑色素瘤患者，术后使用高剂量的 ipilimumab（10mg/kg）能改善 RFS。因此，FDA 批准将高剂量的 ipilimumab 作为辅助治疗，用于转移淋巴结直径＞1mm 并行原发灶扩大切除和完全性淋巴结清扫的黑色素瘤患者。FDA 批准的治疗方案为：ipilimumab（10mg/kg）每 3 周用药 4 次，接下来每 12 周用药 2 次，持续 3 年或直到出现不可耐受的毒性反应或黑色素瘤复发。

而对于转移性黑色素瘤或不能进行手术治疗的黑色素瘤患者来说，ipilimumab 的推荐使用剂量较低为 3mg/kg，并且治疗时间更短。相对于高剂量的治疗方案来说，低剂量治疗出现免疫相关不良反应的概率可以降低 3 倍左右。

NCCN 推荐将高剂量的 ipilimumab 单抗作为可选的辅助治疗，用于：①转移淋巴结＞ 1mm，已行切除手术的Ⅲ A 期黑色素瘤患者；②已行切除手术的Ⅲ B-C 期黑色素瘤患者；③淋巴结清扫术后复发。

20. 抗 PD-1 或 PD-L1 抗体具有高的、持久的治疗反应率

Nivolumab 是人类 PD-1 特异性抗体，已在包括黑色素瘤在内的多种癌症中进行试验。两项Ⅲ期临床试验显示，在未行切除的Ⅲ期或Ⅳ期黑色素瘤患者中使用 nivolumab 治疗，相比于化疗可以改善治疗反应率、PFS 和 OS。生存曲线明显提示，nivolumab 可以使至少 50% 的患者达到一个较长的生存期。而且相比于 CTLA-4 单抗，ipilimumab 具有更高的治疗反应率和

PFS，并且毒性反应也更低。学者认为，在针对不可切除或转移性黑色素瘤的一线治疗中，nivolumab 相比于化疗或 ipilimumab 会是更好的选择。

Pembrolizumab 同样以 PD-1 为靶点，相比于化疗或 ipilimumab 具有更长的 PFS 和更低的免疫相关不良反应的发生风险。

21. 抗 CTLA-4/ 抗 PD-1 的联合治疗

两项随机临床试验显示，联合使用 nivolumab 和 ipilimumab 比应用其中任一种的单一治疗，都有更好的治疗应答率和更长的无疾病进展期，但是联合治疗所带来的免疫相关不良反应也增加。

22. 不同临床分期辅助用药的选择

NCCN 推荐：Ⅰ B 或Ⅱ期，≤ 1.0mm 厚度合并溃疡或有丝分裂率≥ $1/mm^2$，或＞ 1.0mm 厚度的患者，术后可选方案有参加临床试验或观察；对淋巴结阴性的Ⅱ B 期或Ⅱ C 期患者，术后可选方案有参加临床试验和观察，或使用高剂量的 IFN-α；对所有Ⅲ期患者，术后可选方案有参加临床试验和观察；对病灶已经完全切除的Ⅲ期患者，术后方案可包括高剂量或长效 IFN、生物化学疗法或高剂量的 ipilimumab。具体方案的决策依赖于许多因素，包括患者的意见、患者年龄、可能产生的并发症和复发的风险。

23. 中国仍然推荐高剂量干扰素为高危皮肤黑色素瘤的辅助治疗方案

北美、欧洲和澳大利亚已批准将 ipilimumab 用于不能手术切除的或转移性黑色素瘤患者（3mg/kg，给药 4 次，每次间隔 3 周）。然而 ipilimumab 联合达卡巴嗪因 3 ～ 4 级不良事件的高发生率（56%），特别是转氨酶升高的肝毒性增加，并没有被广泛使用。事实上，FDA 批准的 ipilimumab 带有黑框警告，提示可能有严重的、致命的、免疫介导的不良反应，最常见的是小肠结肠炎、肝炎、皮炎和神经内分泌疾病（如垂体炎、甲状腺炎）。在该药品包装上建议，如出现这种免疫介导的严重反应，要永久终止输注并全身大剂量应用皮质激素治疗。2014 年报道了 CTLA-4 单抗辅助治疗的结果，治疗组比观察组降低了 25% 的复发转移风险，与高剂量干扰素的历史数据相比，无明显改善。且考虑到 CTLA-4 单抗的高昂价格，没有与现行的标准治疗干扰素比较疗效。在中国，未将 CTLA-4 单抗纳入辅助治疗，仍然推荐高剂量干扰素为高危皮肤黑色素瘤的辅助治疗方案。

24. 辅助放疗可以控制亲神经性 - 促纤维增生性恶性黑色素瘤的术后局部复发

原发性黑色素瘤通常经扩大切除后不需要辅助放疗。亲神经性 - 促纤维增生性恶性黑色素瘤（desmoplastic neu-rotropic melanoma，DNM）是一种具有局部侵袭性的黑色素瘤，在一项多中心的回顾性分析中，Ⅰ～Ⅲ期的 DNM 患者在行肿瘤扩大切除后（不管有无前哨淋巴结活检）的辅助放疗可以改善他们的局部复发情况，尤其是术后切缘阳性的患者或 Breslow 厚度＞4mm，抑或是肿瘤位于头颈部的患者。

25. 辅助放疗用于存在脑转移的黑色素瘤患者

研究表明，辅助性全脑放疗能减少黑色素瘤脑转移患者术后颅内病变的复发，但对患者的 OS 无明显改善。可是目前研究的黑色素瘤患者样本量太小，还需要进一步临床试验来验证辅助放疗应用于脑转移黑色素瘤患者的有效性。

26. 辅助放疗对预防淋巴结复发的作用存在争议

辅助放疗对淋巴结复发风险者具有一定作用，但放疗引起的迟发毒性作用似乎超过了其防止局部复发带来的获益，因此辅助性放疗的作用仍有争议。

接受区域转移放疗的患者要满足以下条件：①患者 LDH 要低于 1.5 倍正常上限值；②符合以下任意 1 条：腮腺转移淋巴结≥1个或颈部、腋窝转移淋巴结≥2个、腹股沟转移淋巴结≥3个、颈部或腋窝转移淋巴结最大直径≥3cm、腹股沟转移淋巴结最大直径≥4cm、淋巴结结外侵犯。

27. 黑色素瘤的分子靶向治疗

在个体化靶向治疗中，推荐 *BRAF V600* 突变患者使用 *BRAF V600* 抑制剂单药或 *BARF V600* 抑制剂联合 Mek 抑制剂。对于 c-kit 突变的患者，仍然推荐 c-kit 抑制剂。

BRAF 抑制剂——威罗菲尼和达拉菲尼的口服剂，目前已广泛应用于北美、欧洲和澳大利亚，用于治疗 *BRA FV600* 突变的转移性黑色素瘤。两个Ⅲ期临床试验进行了威罗菲尼（960mg，每天 2 次）或达拉菲尼（150mg，每天 2 次）与达卡巴嗪的疗效对比。两种 *BRAF* 抑制剂均表现出相似的反应率和 PFS 改善率，两者均减少超过 70% 的进展风险，其中威罗菲尼降低了 63% 的死亡风险。

Mek 抑制剂由于其能抑制 *BRAF V600* 突变黑色素瘤的细胞增殖，也可在 *NRAS* 突变性疾病中有一定作用活性。在一个比较达卡巴嗪和紫杉醇治疗 *BRAF V600* 突变的转移性黑色素瘤的Ⅲ期临床试验中，Mek 抑制剂曲美替尼（trametinib）可改善 PFS 和 OS。最常见的不良反应为皮疹、腹泻和外周性水肿。

作为单药治疗，*BRAF* 抑制剂较 Mek 抑制剂优先用于 *BRAF* 突变的晚期黑色素瘤患者。*BRAF* 抑制剂和 Mek 抑制剂联合治疗的优势（相比 *BRAF* 抑制剂单药治疗）已在三个Ⅲ期临床试验中得以证实。2014 年，美国批准将达拉菲尼和曲美替尼联合应用于 *BRAF* 突变的晚期黑色素瘤，并且最近的验证性数据会促使 *BRAF* 抑制剂和 Mek 抑制剂联合治疗通过世界各地监管机构的批准。

虽然 *KIT* 突变罕见于恶性黑色素瘤（约 1%），但它们在黏膜和肢端黑色素瘤中更常见。*KIT* 抑制剂如伊马替尼在 *KIT* 突变黑色素瘤中有一定活性，其治疗反应率达 20% ～ 30%。

28. 基于细胞的黑色素瘤治疗

早在 20 年前就有人探索性地在黑色素瘤患者体内注入大量自体肿瘤特异性 T 细胞。过继性免疫细胞疗法（adoptive cell therapy，ACT）过程涉及肿瘤抗原特异性 T 细胞的输注，通常与化疗联合，用于调节在 IL-2 输注后内源性淋巴细胞的部分耗竭。该方法具体包括：获得肿瘤来源 T 细胞，体外扩增一段时间后进行回输，这个过程称为肿瘤浸润淋巴细胞（TIL）的 ACT；或对含病毒载体的血 T 淋巴细胞进行遗传修饰，以表达转基因的 T 细胞受体（TCR），称为 TCR 工程的 ACT。在晚期黑色素瘤患者中，ACT 表现出了抗肿瘤活性。目前最先进的 ACT 疗法是 TIL，在晚期黑色素瘤患者中治疗反应率超过 50%。此个体化细胞治疗模式将继续在后续临床试验中得到改进。

29. 黑色素瘤内注射治疗

几项研究显示，在转移性黑色素瘤病灶内或病灶周围注射粒细胞巨噬细胞集落刺激因子（GM-CSF）能得到中等程度的治疗反应或限制疾病进一步发展。溶瘤病毒技术 T-VEC，通过局部注射单纯疱疹病毒诱导肿瘤细胞溶解，并使局部产生 GM-CSF 的表达来进一步反应。近期的Ⅲ期临床试验证明，在Ⅲ B～Ⅳ期黑色素瘤患者瘤内注射 T-VEC，相比于单纯瘤内注射 GM-CSF，显示出更高的持续应答率和总应答率。但亚组分析中发现，随着肿瘤分期的进展，T-VEC 的应答率是降低的，而且对之前未经治疗的晚期患者的治疗应答率高于之前接受过治疗的晚期患者。

瘤内注射 IL-2 的反应率可达 70%，除了反应率更高的表皮病灶，皮下病灶也同样具有很好的反应率。

30. 晚期黑色素瘤的综合治疗

晚期黑色素瘤的治疗方案改动较大，主要根据基因的突变情况和病情进展快慢来细分：对于有确定基因突变型且病情快速进展的患者，建议先使用针对突变基因型的个体化靶向药物来快速减瘤，后续可以选择免疫靶向治疗；对于病情进展较慢的患者则建议先使用免疫靶向治疗，后续再考虑细胞毒类药物；对于基因野生型且进展快速的患者，建议先使用细胞毒性药物联合抗血管生成药物，快速减瘤后再给予免疫靶向治疗。

参考文献

1.Jemal A，Saraiya M，Patel P，et al.Recent trends in cutaneous melanoma incidence and death rates in the United States，1992-2006.J Am Acad Dermatol，2011，65（5S1）：S17-25.

2. Bethesda MD. SEER Cancer Stat Facts: Melanoma of the Skin. National Cancer Institute. [2017-03-06]. http://seer.cancer.gov/statfacts/html/melan.html.

3. de Vries E, van de Poll-Franse LV, Louwman WJ, et al.Predictions of skin cancer incidence in the Netherlands up to 2015.Br J Dermatol, 2005, 152 (3): 481-488.

4. Breitbart EW, Waldmann A, Nolte S, et al.Systematic skin cancer screening in Northern Germany.J Am Acad Dermatol, 2012, 66 (2): 201-211.

5. Iannacone MR, Youlden DR, Baade PD, et al.Melanoma incidence trends and survival in adolescents and young adults in Queensland, Australia.Int J Cancer, 2015, 136 (3): 603-609.

6. Czarnecki D.The incidence of melanoma is increasing in the susceptible young Australian population.Acta Derm Venereol, 2014, 94 (5): 539-541.

7. Erdmann F, Lortet-Tieulent J, Schüz J, et al.International trends in the incidence of malignant melanoma 1953-2008--are recent generations at higher or lower risk?Int J Cancer, 2013, 132 (2): 385-400.

8. Ekwueme DU, Guy GP Jr, Li C, et al.The health burden and economic costs of cutaneous melanoma mortality by race/ethnicity-United States, 2000 to 2006.J Am Acad Dermatol, 2011, 65 (5S1): S133-143.

9. Naeyaert JM, Brochez L.Clinical practice.Dysplastic nevi.N Engl J Med, 2003, 349 (23): 2233-2240.

10. Rigel DS, Rivers JK, Kopf AW, et al.Dysplastic nevi.Markers for increased risk for melanoma.Cancer, 1989, 63 (2): 386-389.

11. Evans RD, Kopf AW, Lew RA, et al.Risk factors for the development of

malignant melanoma-I: Review of case-control studies.J Dermatol Surg Oncol, 1988, 14 (4): 393-408.

12. Williams ML, Sagebiel RW.Melanoma risk factors and atypical moles.West J Med, 1994, 160 (4): 343-350.

13. Ivry GB, Ogle CA, Shim EK.Role of sun exposure in melanoma.Dermatol Surg, 2006, 32 (4): 481-492.

14. Colantonio S, Bracken MB, Beecker J.The association of indoor tanning and melanoma in adults: systematic review and meta-analysis.J Am Acad Dermatol, 2014, 70 (5): 847-857.e1-18.

15. Gordon D, Gillgren P, Eloranta S, et al.Time trends in incidence of cutaneous melanoma by detailed anatomical location and patterns of ultraviolet radiation exposure: a retrospective population-based study.Melanoma Res, 2015, 25 (4): 348-356.

16. Green AC, Wallingford SC, McBride P.Childhood exposure to ultraviolet radiation and harmful skin effects: epidemiological evidence.Prog Biophys Mol Biol, 2011, 107 (3): 349-355.

17. Tsao H, Atkins MB, Sober AJ.Management of cutaneous melanoma.The New England journal of medicine, 2004, 351 (10): 998-1012.

18. Hodis E, Watson IR, Kryukov GV, et al.A landscape of driver mutations in melanoma.Cell, 2012, 150 (2): 251-263.

19. Berger MF, Hodis E, Heffernan TP, et al.Melanoma genome sequencing reveals frequent PREX2 mutations.Nature, 2012, 485 (7399): 502-506.

20. Gandini S, Sera F, Cattaruzza MS, et al.Meta-analysis of risk factors for

cutaneous melanoma：I.Common and atypical naevi.Eur J Cancer，2005，41（1）：28-44.

21. Raimondi S，Sera F，Gandini S，et al.MC1R variants，melanoma and red hair color phenotype：a meta-analysis.Int J Cancer，2008，122（12）：2753-2760.

22. Demenais F，Mohamdi H，Chaudru V，et al.Association of MC1R variants and host phenotypes with melanoma risk in CDKN2A mutation carriers：a GenoMEL study.J Natl Cancer Inst，2010，102（20）：1568-1583.

23. Hensin Tsao，Lynda Chin，Garraway LA，et al.Melanoma：from mutations to medicine.Genes Dev，2012，26（11）：1131–1155.

24. Whiteman DC，Watt P，Purdie DM，et al.Melanocytic nevi，solar keratoses，and divergent pathways to cutaneous melanoma.J Natl Cancer Inst，2003，95（11）：806-812.

25. Liu W，Kelly JW，Trivett M，et al.Distinct clinical and pathological features are associated with the BRAF（T1799A（V600E））mutation in primary melanoma.J Invest Dermatol，2007，127（4）：900-905.

26. Long GV，Menzies AM，Nagrial AM，et al.Prognostic and clinicopathologic associations of oncogenic BRAF in metastatic melanoma.J Clin Oncol，2011，29（10）：1239-1246.

27. Gandini S，Sera F，Cattaruzza MS，et al.Meta-analysis of risk factors for cutaneous melanoma：III.Family history，actinic damage and phenotypic factors.Eur J Cancer，2005，41（14）：2040-2059.

28. Soufir N，Ollivaud L，Bertrand G，et al.A French CDK4-positive melanoma

family with a co-inherited EDNRB mutation.J Dermatol Sci, 2007, 46 (1): 61-64.

29. Braam KI, Overbeek A, Kaspers GJ, et al.Malignant melanoma as second malignant neoplasm in long-term childhood cancer survivors: a systematic review. Pediatr Blood Cancer, 2012, 58 (5): 665-674.

30. Bertolotto C, Lesueur F, Giuliano S, et al.A SUMOylation-defective MITF germline mutation predisposes to melanoma and renal carcinoma.Nature, 2011, 480 (7375): 94-98.

31. Satoru Yokoyama, Susan L Woods, Glen M Boyle, et al.A novel recurrent mutation in MITF predisposes to familial and sporadic melanoma.Nature, 2012, 480 (7375): 99–103.

32. Downing A, Yu XQ, Newton-Bishop J, et al.Trends in prognostic factors and survival from cutaneous melanoma in Yorkshire, UK and New South Wales, Australia between 1993 and 2003.Int J Cancer, 2008, 123 (4): 861-866.

33. De Angelis R, Sant M, Coleman MP, et al.Cancer survival in Europe 1999-2007 by country and age: results of EUROCARE--5-a population-based study.Lancet Oncol, 2014, 15 (1): 23-34.

34. Livingstone E, Windemuth-Kieselbach C, Eigentler TK, et al.A first prospective population-based analysis investigating the actual practice of melanoma diagnosis, treatment and follow-up.Eur J Cancer, 2011, 47 (13): 1977-1989.

35. Volkovova K, Bilanicova D, Bartonova A, et al.Associations between environmental factors and incidence of cutaneous melanoma.Review.Environ Health, 2012, 11 (S1): S12.

中国医学临床百家

36. Cirenajwis H, Ekedahl H, Lauss M, et al.Molecular stratification of metastatic melanoma using gene expression profiling: Prediction of survival outcome and benefit from molecular targeted therapy.Oncotarget, 2015, 6 (14): 12297-12309.

37. Dhillon AS, Hagan S, Rath O, et al.MAP kinase signaling pathways in cancer. Oncogene, 2007, 26 (22): 3279-3290.

38. Patton EE, Widlund HR, Kutok JL, et al.BRAF mutations are sufficient to promote nevi formation and cooperate with p53 in the genesis of melanoma.Curr Biol, 2005, 15 (3): 249-254.

39. Kamijo T, Zindy F, Roussel MF, et al.Tumor suppression at the mouse INK4a locus mediated by the alternative reading frame product p19ARF.Cell, 1997, 91 (5): 649-659.

40. Eskandarpour M, Kiaii S, Zhu C, et al.Suppression of oncogenic NRAS by RNA interference induces apoptosis of human melanoma cells.Int J Cancer, 2005, 115 (1): 65-73.

41. Klit A, Lassen CB, Olsen CH, et al.Changing presentation of cutaneous malignant melanoma.Dan Med J, 2015, 62 (10): A5142.

42. Essner R, Lee JH, Wanek LA, et al.Contemporary surgical treatment of advanced-stage melanoma.Arch Surg, 2004, 139 (9): 961-966, discussion 966-967.

43. Henry L, Fabre C, Guiraud I, et al.Clinical use of p-proteasome in discriminating metastatic melanoma patients: comparative study with LDH, MIA and S100B protein.Int J Cancer, 2013, 133 (1): 142-148.

44. Romano E, Scordo M, Dusza SW, et al.Site and timing of first relapse in

stage III melanoma patients: implications for follow-up guidelines.J Clin Oncol, 2010, 28 (18): 3042-3047.

45. Kuvshinoff BW, Kurtz C, Coit DG.Computed tomography in evaluation of patients with stage III melanoma.Ann Surg Oncol, 1997, 4 (3): 252-258.

46. Aloia TA, Gershenwald JE, Andtbacka RH, et al.Utility of computed tomography and magnetic resonance imaging staging before completion lymphadenectomy in patients with sentinel lymph node-positive melanoma.J Clin Oncol, 2006, 24 (18): 2858-2865.

47. Xing Y, Bronstein Y, Ross MI, et al.Contemporary diagnostic imaging modalities for the staging and surveillance of melanoma patients: a meta-analysis.J Natl Cancer Inst, 2011, 103 (2): 129-142.

48. Wick MR.Cutaneous melanoma: A current overview.Semin Diagn Pathol, 2016, 33 (4): 225-241.

49. Global Burden of Disease Cancer Collaboration, Fitzmaurice C, Dicker D, et al.The Global Burden of Cancer 2013.JAMA Oncol, 2015, 1 (4): 505-527.

50. Leiter U, Garbe C.Epidemiology of melanoma and nonmelanoma skin cancer--the role of sunlight.Adv Exp Med Biol, 2008, 624: 89-103.

51. High WA, Robinson WA.Genetic mutations involved in melanoma: a summary of our current understanding.Adv Dermatol, 2007, 23: 61-79.

52. Johnson TM, Sondak VK, Bichakjian CK, et al.The role of sentinel lymph node biopsy for melanoma: evidence assessment.J Am Acad Dermatol, 2006, 54 (1): 19-27.

中国医学临床百家

53. Freeman SR, Gibbs BB, Brodland DG, et al.Prognostic value of sentinel lymph node biopsy compared with that of Breslow thickness: implications for informed consent in patients with invasive melanoma.Dermatol Surg, 2013, 39 (12): 1800-1812.

54. Andtbacka RH, Gershenwald JE.Role of sentinel lymph node biopsy in patients with thin melanoma.J Natl Compr Canc Netw, 2009, 7 (3): 308-317.

55. Tímár J, Gyorffy B, Rásó E.Gene signature of the metastatic potential of cutaneous melanoma: too much for too little?Clin Exp Metastasis, 2010, 27 (6): 371-387.

56. Winnepenninckx V, Lazar V, Michiels S, et al.Gene expression profiling of primary cutaneous melanoma and clinical outcome.J Natl Cancer Inst, 2006, 98 (7): 472-482.

57. Nsengimana J, Laye J, Filia A, et al.Independent replication of a melanoma subtype gene signature and evaluation of its prognostic value and biological correlates in a population cohort.Oncotarget, 2015, 6 (13): 11683-11693.

58. Clarke LE, Warf MB, Flake DD 2nd, et al.Clinical validation of a gene expression signature that differentiates benign nevi from malignant melanoma.J Cutan Pathol, 2015, 42 (4): 244-252.

59. Raskin L, Ludgate M, Iyer RK, et al.Copy number variations and clinical outcome in atypical spitz tumors.Am J Surg Pathol, 2011, 35 (2): 243-252.

60. Veronesi U, Cascinelli N.Narrow excision (1-cm margin).A safe procedure for thin cutaneous melanoma.Arch Surg, 1991, 126 (4): 438-441.

61. Veronesi U, Cascinelli N, Adamus J, et al.Thin stage I primary cutaneous

malignant melanoma.Comparison of excision with margins of 1 or 3 cm.N Engl J Med，1988，318（18）：1159-1162.

62. Balch CM，Soong SJ，Smith T，et al.Long-term results of a prospective surgical trial comparing 2 cm vs.4 cm excision margins for 740 patients with 1-4 mm melanomas.Ann Surg Oncol，2001，8（2）：101-108.

63. Balch CM，Urist MM，Karakousis CP，et al.Efficacy of 2-cm surgical margins for intermediate-thickness melanomas（1 to 4 mm）.Results of a multi-institutional randomized surgical trial.Ann Surg，1993，218（3）：262-267，discussion 267-269.

64. Cotter MA，McKenna JK，Bowen GM.Treatment of lentigo maligna with imiquimod before staged excision.Dermatol Surg，2008，34（2）：147-151.

65. Hedblad MA，Mallbris L.Grenz ray treatment of lentigo maligna and early lentigo maligna melanoma.J Am Acad Dermatol，2012，67（1）：60-68.

66. Pathak I，O' Brien CJ，Petersen-Schaeffer K，et al.Do nodal metastases from cutaneous melanoma of the head and neck follow a clinically predictable pattern?Head Neck，2001，23（9）：785-790.

67. Matthey-Gié ML，Gié O，Deretti S，et al.Prospective Randomized Study to Compare Lymphocele and Lymphorrhea Control Following Inguinal and Axillary Therapeutic Lymph Node Dissection With or Without the Use of an Ultrasonic Scalpel.Ann Surg Oncol，2016，23（5）：1716-1720.

68. Roka F，Mastan P，Binder M，et al.Prediction of non-sentinel node status and outcome in sentinel node-positive melanoma patients.Eur J Surg Oncol，2008，34（1）：82-88.

中国医学临床百家

69. Kottschade LA, Suman VJ, Amatruda T 3rd, et al.A phase II trial of nab-paclitaxel (ABI-007) and carboplatin in patients with unresectable stage IV melanoma: a North Central Cancer Treatment Group Study, N057E (1) .Cancer, 2011, 117 (8) : 1704-1710.

70. Kirkwood JM, Ibrahim JG, Sondak VK, et al.High- and low-dose interferon alfa-2b in high-risk melanoma: first analysis of intergroup trial E1690/S9111/C9190.J Clin Oncol, 2000, 18 (12) : 2444-2458.

71. Flaherty LE, Othus M, Atkins MB, et al.Southwest Oncology Group S0008: a phase III trial of high-dose interferon Alfa-2b versus cisplatin, vinblastine, and dacarbazine, plus interleukin-2 and interferon in patients with high-risk melanoma-
-an intergroup study of cancer and leukemia Group B, Children's Oncology Group, Eastern Cooperative Oncology Group, and Southwest Oncology Group.J Clin Oncol, 2014, 32 (33) : 3771-3778.

72. Eggermont AM, Chiarion-Sileni V, Grob JJ, et al.Adjuvant ipilimumab versus placebo after complete resection of high-risk stage III melanoma (EORTC 18071) : a randomised, double-blind, phase 3 trial.Lancet Oncol, 2015, 16 (5) : 522-530.

73. Bertrand A, Kostine M, Barnetche T, et al.Immune related adverse events associated with anti-CTLA-4 antibodies: systematic review and meta-analysis.BMC Med, 2015, 13: 211.

74. Robert C, Long GV, Brady B, et al.Nivolumab in previously untreated melanoma without BRAF mutation.N Engl J Med, 2015, 372 (4) : 320-330.

75. Larkin J, Chiarion-Sileni V, Gonzalez R, et al.Combined Nivolumab and

Ipilimumab or Monotherapy in Untreated Melanoma.N Engl J Med，2015，373（1）：23-34.

76. Robert C，Schachter J，Long GV，et al.Pembrolizumab versus Ipilimumab in Advanced Melanoma.N Engl J Med，2015，372（26）：2521-2532.

77. Postow MA，Chesney J，Pavlick AC，et al.Nivolumab and ipilimumab versus ipilimumab in untreated melanoma.N Engl J Med，2015，372（21）：2006-2017.

78. Coit DG，Thompson JA，Algazi A，et al.NCCN Guidelines Insights：Melanoma，Version 3.2016.J Natl Compr Canc Netw，2016，14（8）：945-958.

79. CSCO 黑色素瘤专家委员会.中国黑色素瘤诊治指南·2015 版.北京：人民卫生出版社，2015.

80. Strom T，Caudell JJ，Han D，et al.Radiotherapy influences local control in patients with desmoplastic melanoma.Cancer，2014，120（9）：1369-1378.

81. Mekhail T，Sombeck M，Sollaccio R.Adjuvant whole-brain radiotherapy versus observation after radiosurgery or surgical resection of one to three cerebral metastases：results of the EORTC 22952-26001 study.Curr Oncol Rep，2011，13（4）：255-258.

82. Burmeister BH，Henderson MA，Ainslie J，et al.Adjuvant radiotherapy versus observation alone for patients at risk of lymph-node field relapse after therapeutic lymphadenectomy for melanoma：a randomised trial.Lancet Oncol，2012，13（6）：589-597.

83. Chapman PB，Hauschild A，Robert C，et al.Improved survival with vemurafenib in melanoma with BRAF V600E mutation.N Engl J Med，2011，364（26）：

2507-2516.

84. Hauschild A, Grob JJ, Demidov LV, et al.Dabrafenib in BRAF-mutated metastatic melanoma: a multicentre, open-label, phase 3 randomised controlled trial. Lancet, 2012, 380 (9839): 358-365.

85. Long GV, Stroyakovskiy D, Gogas H, et al.Dabrafenib and trametinib versus dabrafenib and placebo for Val600 BRAF-mutant melanoma: a multicentre, double-blind, phase 3 randomised controlled trial.Lancet, 2015, 386 (9992): 444-451.

86. Robert C, Karaszewska B, Schachter J, et al.Improved overall survival in melanoma with combined dabrafenib and trametinib.N Engl J Med, 2015, 372 (1): 30-39.

87. Atkins MB, Hsu J, Lee S, et al.Phase III trial comparing concurrent biochemotherapy with cisplatin, vinblastine, dacarbazine, interleukin-2, and interferon alfa-2b with cisplatin, vinblastine, and dacarbazine alone in patients with metastatic malignant melanoma (E3695): a trial coordinated by the Eastern Cooperative Oncology Group.J Clin Oncol, 2008, 26 (35): 5748-5754.

88. Curtin JA, Busam K, Pinkel D, et al.Somatic activation of KIT in distinct subtypes of melanoma.J Clin Oncol, 2006, 24 (26): 4340-4346.

89. Guo J, Si L, Kong Y, et al.Phase II, open-label, single-arm trial of imatinib mesylate in patients with metastatic melanoma harboring c-Kit mutation or amplification. J Clin Oncol, 2011, 29 (21): 2904-2909.

90. Rosenberg SA, Yang JC, Sherry RM, et al.Durable complete responses in heavily pretreated patients with metastatic melanoma using T-cell transfer

immunotherapy.Clin Cancer Res，2011，17（13）：4550-4557.

91. Ridolfi L，Ridolfi R.Preliminary experiences of intralesional immunotherapy in cutaneous metastatic melanoma.Hepatogastroenterology，2002，49（44）：335-339.

92. Kaufman HL，Ruby CE，Hughes T，et al.Current status of granulocyte-macrophage colony-stimulating factor in the immunotherapy of melanoma.J Immunother Cancer，2014，2：11.

93. Andtbacka RH，Kaufman HL，Collichio F，et al.Talimogene Laherparepvec Improves Durable Response Rate in Patients With Advanced Melanoma.J Clin Oncol，2015，33（25）：2780-2788.

94. Weide B，Derhovanessian E，Pflugfelder A，et al.High response rate after intratumoral treatment with interleukin-2：results from a phase 2 study in 51 patients with metastasized melanoma.Cancer，2010，116（17）：4139-4146.

95. Wang Y, Ou Z, Sun Y, et al. Androgen receptor promotes melanoma metastasis via altering the miRNA-539-3p/USP13/MITF/AXL signals.Oncogene, 2016.

（刘晓瑾　王纤瑶　胡如龙　陈舒悦　整理）

鳞状细胞癌

鳞状细胞癌的流行病学和危险因素

31. 鳞状细胞癌发病率呈上升趋势

基底细胞癌与鳞状细胞癌（squamous cell carcinoma，SCC）又被称为非恶性黑色素瘤皮肤肿瘤。其中基底细胞癌是美国发病率最高的恶性肿瘤。鳞状细胞癌是发病率第二高的皮肤肿瘤，仅次于基底细胞癌，占皮肤非黑色素瘤肿瘤中的 20% 左右。然而尽管非恶性黑色素瘤皮肤肿瘤发病率高，但是其致死率较低。

美国有研究指出，每年有超过 300 万新发的非恶性黑色素瘤皮肤肿瘤病例，其中就有超过 70 万的鳞状细胞癌新发病例。而另一项针对白人的研究报告也指出，每年有 20 万～ 40 万的新发鳞状细胞癌病例。近 20 年来，鳞状细胞癌发病率一直呈上升趋势，这可能跟更高程度的紫外线照射、日光浴床的使用、老龄化人口数量上升以及改善的皮肤监测有关。

32. 地理位置、年龄、种族仍是重要的流行病学因素

相对来说，低纬度、高年龄以及白种人更容易患鳞状细胞癌。有研究指出，鳞状细胞癌在美国亚利桑那州发病率就比新罕布什尔州要高（男性：270/10 万，97/10 万；女性：110/10 万，32/10 万）。同样的，消除年龄构成的差别对发生率的影响后，澳大利亚比芬兰的鳞状细胞癌发病率高 100 ～ 150 倍。

鳞状细胞癌发病率与年龄有很大关系，一般来说其很少发生于 45 岁以下的人群，而在 75 岁以上人群的发病率是 45 岁以下人群的 50 ～ 300 倍。

黑人、深色皮肤的亚洲人以及其他有色人种相对白人来说鳞状细胞癌发病率更低。美国有研究指出，白人的鳞状细胞癌发病率达到（150 ～ 360）/10 万，而黑人的鳞状细胞癌发病率只有 3/10 万。

33. 紫外线照射仍是最重要的危险因素

鳞状细胞癌的危险因素有很多，但这其中最重要的还是紫外线照射，并且紫外线照射还可以提高其他危险因素诱发鳞状细胞癌的概率。

紫外线照射可诱发 DNA 突变，如果 DNA 本身的修复机制无法完成修复工作，一系列的改变最终会导致细胞恶变。比如

UVB 可以作用于 *p53* 抗肿瘤因子，有研究甚至预计 45% ～ 60% 的鳞状细胞癌患者伴有 *p53* 的突变。而紫外线照射中又以 UVB 射线为最重要的诱发鳞状细胞癌的因素。此外一些相关的表型特点也是危险因素，如浅色的皮肤和眼睛、红头发以及北欧人等。除了 UVB 以外，UVA 也是重要的危险因素之一，有研究指出，补骨脂素结合长波紫外线（PUVA）疗法就会增加皮肤鳞状细胞癌的发生概率约 35 倍。

34. 关注日光浴机与皮肤鳞状细胞癌的关系

近年来，随着健身运动的盛行，不少人希望通过日光浴机使皮肤呈现健美的古铜色外表，然而日光浴机的工作原理是释放 UVA 射线作用于皮肤，从而达到改变皮肤颜色的目的。目前已有研究指出，日光浴机会增加皮肤鳞状细胞癌及基底细胞癌的发病率。2012 年的一项 Meta 分析研究就指出，使用日光浴机的人群患有鳞状细胞癌的发生率比不使用的人群增加了 67%。因此，在使用日光浴机的同时，应注意增加保护皮肤的措施，如使用防晒剂。

35. 药物与皮肤鳞状细胞癌的关系

一直以来，有关药物与皮肤鳞状细胞癌之间的关系研究较少。但是事实上某些药物可以增加鳞状细胞癌的发病率。

近来有研究表明，长期使用抗真菌药伏立康唑会影响本身具有免疫抑制特点患者的鳞状细胞癌的进展。伏立康唑会增加皮肤光敏性，但是其通过何种具体途径来促进鳞状细胞癌的发生却并不十分清楚。事实上，研究发现使用伏立康唑并且患有皮肤鳞状细胞癌的患者基本都伴光敏性皮疹的发生。因为 PUVA 疗法与鳞状细胞癌之间的关系，有少数针对光敏性药物同鳞状细胞癌关系的研究。其中一项对 1599 名鳞状细胞癌患者与 1906 名对照组进行的回忆追溯研究（影响因素为是否使用过光敏药物）发现，两者之间 OR 值为 1.2。除了伏立康唑及光敏性药物外，还有研究表明使用 BRAF 抑制剂的患者中 15% ~ 30% 会发展成鳞状细胞癌或角化棘皮瘤，并且第一个病灶常发生于药物治疗后的几周内，这可能与激活了 MAPK 通路有关。

36. 病毒感染与皮肤鳞状细胞癌的关系

HPV 病毒在一些具有倾向性的患者，如患有疣状表皮发育不良和阴茎疣状癌的患者中，可以导致皮肤鳞状细胞癌的产生。但是鉴于 HPV 在人群中的高感染率，其在正常人群中与皮肤鳞状细胞癌患者中的差异一直有争议。

2015 年一项包括了 3000 例皮肤鳞状细胞癌病例及 6000 例对照病例的 Meta 分析表明，两组感染了 Beta 属的 HPV 病毒 OR 值为 1.4。但是也有研究表明，肿瘤组织与正常皮肤中的 HPV 病毒载体量及 HPV mRNA 量并没有明显差异。而一项通过集成基因序列分析的研究表明，皮肤鳞状细胞癌组织中缺乏 HPV DNA 的表达。因此，关于 HPV 病毒与鳞状细胞癌之间是否具有关系需要进一步研究。

HIV 感染也是危险因素之一。有研究表明，HIV 患者发生鳞状细胞癌与基底细胞癌的概率是正常人群的 2 ～ 3 倍，而且 HIV 患者皮肤肿瘤的发病年龄越来越年轻，并且常发生于非太阳直射部位，具有复发率较高、预后较差的特点。

37. 家族病史者患皮肤鳞状细胞癌的概率增加

鳞状细胞癌的家族史询问是在临床工作中常常被忽略的地方，但具有家族史的个体应更注重定期的皮肤自检，因为具有鳞状细胞癌家族史的个体更可能患此病。在瑞典进行的一项针对 1100 万个体的队列研究中，纳入了 3867 例患者，该研究得出结论：有家族病史的患者鳞状细胞癌发病率是无家族病史者的 2 倍。但这一结论需要进一步的研究来证实，据猜测，相似的环境因素、基因因素可能在家族史危险因素中起到了一定作用。

38. 免疫抑制与鳞状细胞癌的关系

慢性免疫抑制，如器官移植、HIV 感染、长期应用糖皮质激素药物等，可能会增加患者鳞状细胞癌的发病率。

在荷兰及挪威，接受肾、心脏移植的患者鳞状细胞癌发病率是正常人群的 65 ～ 250 倍，在美国有超过 35% 的心脏移植患者在移植术后 10 年会发生皮肤肿瘤。并且在这些患者中，如果患有基底细胞癌或者鳞状细胞癌，那么在接下来的 5 年内，有 60% ~ 70% 的患者会新发鳞状细胞癌。免疫抑制患者的发生率还与免疫抑制的持续时间、程度及日光照射有关，紫外线照射引起的 DNA 损害效果在免疫抑制的情况下可能会被放大。还有研究发现，同样是器官移植患者，10 年内发生鳞状细胞癌的概率，澳大利亚为 45%，而英国、荷兰及意大利却只有 10% ~ 15%。器官移植患者发生的鳞状细胞癌具有更高的侵袭性，局部复发及发生转移的概率更高。因此之前的日光照射史及之后的器官移植可能是鳞状细胞癌发病非常重要的两大危险因素。

39. 与皮肤鳞状细胞癌发病相关的其他因素

临床上，常有患者咨询皮肤鳞状细胞癌是否有相关的饮食禁忌。事实上，的确有一些研究指出高肉质及脂肪饮食有可能会增加皮肤鳞状细胞癌的发病率。但是一项针对 50 000 名产后妇女的研究提示，低脂饮食与非恶性黑色素瘤皮肤肿瘤并不具有相关性，也就意味着饮食与皮肤鳞状细胞癌之间可能并不具有明显相关性。

关于吸烟是否为鳞状细胞癌的危险因素之一是颇有争议的。一项 2012 年的病例对照及队列研究表明，吸烟患者与不吸烟患者的比值比为 1.52。这项研究的 Meta 分析结果表明，吸烟与皮肤鳞状细胞癌之间具有明显的相关性，但是不能够明确其是否是诱发因素之一。所以，仍需要进一步的研究来探讨吸烟与皮肤鳞状细胞癌之间的关系。

由于瘢痕、烧伤、溃疡、窦道或炎性皮肤病导致的慢性炎症皮肤也会增加皮肤鳞状细胞癌的发病率，大概有 1% 的皮肤肿瘤来源于慢性炎性皮肤，而这些肿瘤中有 95% 的病例为鳞状细胞癌。

鳞状细胞癌的临床特点研究进展

40. 鳞状细胞癌好发于日光直射部位

鳞状细胞癌可以发生于身体的任何部位，比如头颈部、躯干部、肢体、口腔黏膜、甲周、肛门及生殖器。其中好发的是被太阳直晒的部位，其分布比例大致为：头颈部 55%，手背及前臂 18%，下肢 13%，上臂 3%，肩膀 4%，胸壁及背部 4%。如果肛门、生殖器及甲周等部位发病，应特别注意患者是否伴有 HPV 感染。如果发生于耳、耳前或者皮肤黏膜面（口腔、肛周、生殖器等），应特别注意肿瘤的侵袭性，这些部位的肿瘤转移率可以达到 10% ～ 30%。

41. 出现侵及神经表现常提示预后较差

鳞状细胞癌的临床表现和肿瘤本身的分化程度相关。分化程度高的肿瘤常呈现出边界清楚、质地较硬、结节状、斑块状等表现；分化程度不高的肿瘤呈现出质软、肉芽样结节、缺乏角化、溃疡状等表现。而当肿瘤出现如疼痛、刺痛、烧灼、麻木等异常感觉时，约 1/3 的患者是侵及了周围神经束膜，而周围神经束膜的侵及常提示患者预后较差。

42. 马乔林溃疡是一种特殊的鳞状细胞癌

马乔林溃疡（Marjolin ulcer）是指那些发生于慢性伤口或瘢痕的鳞状细胞癌（图 2）。这种类型的鳞状细胞癌常发展很慢，并且一般都有超过 30 年的病史。这种肿瘤的特点为溃疡长期不愈、肉芽组织过度增生、溃疡范围增大、接触后易出血。马乔林溃疡一般来说侵袭性较高而且预后较差，切除后复发率高达20% ～ 30%。

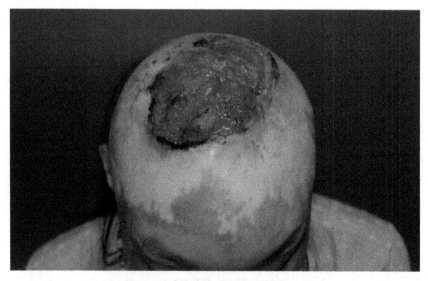

图 2　马乔林溃疡（彩图见彩插 2）

43. 鳞状细胞癌复发与转移风险分级的评估

鳞状细胞癌复发与转移的低危与高危评估见表 3。

表 3　鳞状细胞癌复发与转移的低危与高危评估

病史与体格检查	低危	高危
部位 / 大小	L 区 < 20mm	L 区 ≥ 20mm
	M 区 < 10mm	M 区 ≥ 10mm
		H 区
边界	清晰	不清晰
原发与复发	原发	复发
免疫抑制	−	+
病变部位曾行放疗	−	+
肿瘤迅速增长	−	+
病理		
分化程度	中、高度分化	分化较差
腺样的（皮肤棘层松解），腺鳞癌（黏蛋白），促结缔组织增生或者基底鳞状细胞癌乳头状瘤亚型	−	+
深度 / 厚度及 Clark 分级	< 2mm 或者 Ⅰ、Ⅱ、Ⅲ	≥ 2mm 或者 Ⅳ、Ⅴ
周围神经 / 淋巴或血管受侵及	−	+

注：H 区：面部（面中区、眼睑、眉毛、眶周、鼻、唇、下颌、上颚、鬓、耳、耳前和耳后的皮肤 / 沟、外阴部、手、脚）；M 区：面颊、前额、头皮、颈、胫前；L 区：躯体和四肢（除外：胫前、手、脚、指甲、踝）。数据来源于 NCCN clinical practice guidelines in Oncology：Squamous Cell Skin Cancers（2017.V1）

44. 高危鳞状细胞癌的认知与控制

高危鳞状细胞癌相对来说具有更高的侵袭性，尽管大部分皮肤鳞状细胞癌患者表现出局部侵犯和局部治疗可治愈的特征，且复发率、转移率、致死率均较低，但高危皮肤鳞状细胞癌的临床和组织学更多地表现出侵袭性肿瘤的特征，即有高复发率和高转移率。

目前各医疗机构还未对高危鳞状细胞癌的危险因素标准达成共识,多变量分析的队列研究表示:肿瘤直径 ≥ 2cm、浸润深度 > 6mm 或浸润超过皮下脂肪组织、低分化、周围神经浸润、耳部鳞状细胞癌、免疫抑制是高危皮肤鳞状细胞癌预后较差的主要原因。

高危皮肤鳞状细胞癌的治疗方法还未确定,现常用 Mohs 显微手术、肿瘤手术切缘评估和放射治疗。早期积极手术切除是目前对高危皮肤鳞癌的主要治疗方法,不推荐那些不能提供组织切缘病理评估的方法(如冷冻疗法、电干燥法、刮除术和光动力疗法)。放射治疗常作为减少疾病复发率的辅助治疗。因为高危鳞状细胞癌具有更高的侵袭性,所以患者需要多学科团队的管理和治疗,伴有远处转移的患者则需要使用系统化疗。

鳞状细胞癌的基因研究进展

45. 鳞状细胞癌的相关基因研究

除了紫外线可以导致 *P53* 抑癌基因突变与鳞状细胞癌相关外，还有研究发现一些针对 RAF 蛋白的抑制剂也会导致皮肤鳞状细胞癌的发生及进展，*CDKN2A* 位点外显子的突变以及 *RAS* 通路均与鳞状细胞癌相关。

此外还发现，由于紫外线照射而发生的 *KNSTRN* 基因错义突变占鳞状细胞癌发生的 20%。事实上，*KNSTRN* 基因编码的着丝点相关蛋白参与调控染色体分裂以及细胞分裂后期一些生物学行为。因此 *KNSTRN* 的突变会导致细胞的肿瘤化发生。

异常的甲基化改变也被发现与鳞状细胞癌的发展密切相关，在对比正常皮肤与鳞状细胞癌的组织标本时发现，甲基化 *DAPK1*、*CDH13* 与鳞状细胞癌密切相关。并有研究发现，*SFRP* 甲基化家族的启动子也与鳞状细胞癌相关。

在侵袭性鳞状细胞癌的研究中，通过对比原位鳞状细胞癌与侵袭性鳞状细胞癌，得出染色质重塑基因 *KMT2D*、*AKT/PI3K* 通路中的 PIK3CG 和经典的皮肤肿瘤抑制因子 TP53 与侵袭性鳞状细胞癌相关。

46. miRNA 在鳞状细胞癌中的进展

微 RNA（miRNA）可以通过调节目标基因来达到影响细胞生物学行为的目的，miRNA 在细胞分化、生物发育及疾病发生发展过程中发挥着巨大的作用并且越来越引起研究人员的关注。

miRNA-199a 是已知的可以影响肿瘤增生及侵袭的 miRNA。有研究表明，miR-199a-5p 可以通过调节 BCAM、DDR1 蛋白的表达来抑制鳞状细胞癌的侵袭。还有研究通过 miRNA 测序技术发现在肿瘤组织中 miR-193b/365a 呈现低表达，并且可以抑制肿瘤细胞增殖、迁移。一项针对 152 例鳞状细胞癌组织及其对照组织的研究发现，miRNA-20a 在肿瘤组织中表达较低，并且其表达与 TNM 分期紧密相关，miRNA-20a 表达越低则患者预后越差。因此，miRNA-20a 有可能可以作为预后判断的一个指标。有研究发现，与正常皮肤及癌前皮肤相比，miR-31 在鳞状细胞癌组织中呈高表达，通过抑制 miR-31 的表达可以抑制肿瘤细胞的迁移、侵袭以及集落形成能力。

47. lncRNA 在鳞状细胞癌中的进展

长链非编码 RNA（lncRNA）是长度大于 200 个核苷酸的非编码 RNA。lncRNA 在表观遗传调控、细胞周期调控和细胞分化调控等众多生命活动中发挥重要作用，是生命科学研究的热点。

有研究发现，LINC00162 在鳞状细胞癌中呈高表达，而在正常皮肤的角质细胞中基本不表达。研究通过敲除 LINC00162，可以抑制鳞状细胞癌肿瘤细胞的增殖及迁移，并且提高 DUSP6 蛋白的表达。进一步的实验研究证实，LINC00162 可能是通过作用于 ERK1/2 通路来调节 DUSP6 蛋白的表达。有关 lncRNA 与皮肤鳞状细胞癌之间的研究，为进一步认识鳞状细胞癌的发病机制提供了新的方向。

鳞状细胞癌的治疗进展

48. 外科切除仍是最常用方法，局部复发率低

不管是低危还是高危的鳞状细胞癌病灶，外科手术切除都同样适合并且常用于作为基础的治疗手段。外科手术切除后可以对切除标本的边缘进行病理检查以确定有无残留的肿瘤细胞。一项针对 12 项研究、共计 1144 名患者的系统评估发现：侵袭性皮肤鳞状细胞癌切除后复发率为 0 ～ 15%，平均复发率为 5.4%。总体来说其外科手术切除后手术复发率低。目前临床治疗中一般推荐的切缘范围是 4 ～ 6mm。

49. 冷冻疗法的优点及其局限性

冷冻疗法通过冻融促进细胞内外冰晶的形成、细胞膜的破坏及高渗性的形成来杀灭肿瘤细胞，具有时间短、费用低及基本不需麻醉的优点，但同时其缺点也十分明显，只能适用于一些较

小的、边界清楚、低位的病灶，不适用于一些复发的、较大的、边界不清及侵袭较深的病例，并且其切除后病灶无法进行病理评价。尽管一项针对273名患者的系统回顾指出，针对较小病灶行冷冻疗法的肿瘤局部复发率更低（只有0.8%），但是其治疗后创面愈合时间久、出现色素沉着等缺点也是不争的事实，并且需要操作技术十分熟练的临床医生才能保证其效果。总的来说，冷冻疗法具有很大的局限性。

50. 鳞状细胞癌的放射治疗研究进展

长期以来，由于放射治疗存在潜在的不良反应，所以其一直被用于那些不适合做外科手术治疗或者年龄较大的患者。

目前的指南基本都是推荐采用一定剂量的放射总量分次进行的方式，一般分30次在数周内完成。一项针对放射治疗的系统性评价结果显示：761例患者经过放射治疗后，局部复发率大致为6.4%。

应用放射治疗的优点之一就是可以一定程度上保证局部的外观（比如唇、鼻和眼睑部位的肿瘤），但与此同时，放疗也存在一定的缺点，如放疗可能产生的并发症、费用较高、不适用于较大的肿瘤。一般而言以下这些情况可能不适合行放射治疗：

（1）位于手足部位的肿瘤。这些部位的肿瘤经放射治疗后容易引起局部组织萎缩，由于肢端血运的问题极有可能产生溃疡。

（2）50岁以下的患者。由于放疗存在潜在并发症，如继发肿瘤等。

（3）在鼻软骨、耳软骨之上的部位。由于软骨经过放疗后可能会导致局部毁容、放射性骨坏死，但是这种现象在分次放疗中还是比较少发生的。

（4）之前经过放疗后的复发病例。因为再次放疗后，由于放射剂量的积累有可能对正常组织产生破坏。

（5）疣状癌。因为有报道指出，经过放疗后可能会增加疣状癌转移的概率。

针对高危患者的术后放疗可以减少术后复发的概率，而针对出现神经束膜侵及现象的患者进行放射治疗也是有一定的益处的，手术切缘阳性的患者也可以考虑进行放射治疗。

51. 鳞状细胞癌的前哨淋巴结活检研究进展

不同于基底细胞癌很少发生转移，有2%～5%的鳞状细胞癌会发生远处转移或淋巴结转移。前哨淋巴结活检是检查一些恶性肿瘤（如黑色素瘤）有无微转移而广泛使用的手段。鳞状细胞癌的早期淋巴结转移在进行临床触诊或者影像学检查时可能并不明显，临床一般通过亚甲蓝或者具有放射显影效果的物质来进行前哨淋巴结的定位。前哨淋巴结阳性的患者就需要进行淋巴结清扫。

但是前哨淋巴结活检仍然存在一定的漏检率，有文章指出未发现淋巴结转移可能是因为之前的放疗病史破坏了局部淋巴结

回流。一项针对 231 名非恶性黑色素瘤皮肤恶性肿瘤患者（其中
214 名为鳞状细胞癌患者）的系统评价发现，前哨淋巴结阳性率
约为 14%，假阴性率为 5%。

　　基于现有的证据，前哨淋巴结活检并不应该作为常规推荐
进行应用。另外，一项根据美国肿瘤联合会（AJCC）鳞状细胞
癌分期与前哨淋巴结活检之间关系的文献回顾分析发现，9 例 T1
期患者淋巴结活检都为阴性，116 例 T2 期患者中有 13 例阳性，
5 例 T4 期患者中有 3 例阳性，因此前哨淋巴结阳性更易发现于
T2 期或其以上的病例。

　　尽管前哨淋巴结活检已经用来发现高危患者，但关于早期进
行微转移的检测能否对患者预后产生一定的良性效果却缺乏充分
的数据支持。一项针对 143 名鳞状细胞癌患者的回顾性研究中有
17 名患者进行了前哨淋巴结活检并随访了超过 24 个月，在前哨
淋巴结活检结果中有 2 名是阳性的，然而 15 名阴性的患者中却
有 6 名在随后的随访中发生了淋巴结转移，这 6 名患者身上都至
少存在着 2 种高危险因素。

52. 针对 EGFR 通路的单抗药物治疗进展

　　鳞状细胞癌的系统性治疗一般用于那些有远处转移或者局部
病变严重的患者，这些患者的病情通常无法通过手术或者放射治
疗来控制。最开始一些病例报道指出，针对 EGFR 通路的化疗药
物（如西妥昔单抗、帕尼单抗）在晚期皮肤鳞状细胞癌患者中具

有抑癌作用；后来有针对西妥昔单抗的 II 期临床试验研究发现，36 名患者最终有 2 例患者完全缓解，8 例患者出现部分缓解，客观反应率达到 28%，15 例患者经过治疗后病情趋于稳定，3 例患者经过西妥昔单抗治疗后可以进行外科手术切除。而使用单抗出现了感染及肿瘤内出血现象者，分别达到了 4 例。

法国研究团队针对 34 名患者中无法手术切除的患者予以西妥昔单抗、铂类化疗药及氟尿嘧啶，而那些不能使用化疗药物的患者只使用西妥昔单抗，最终 9 例只使用西妥昔单抗治疗的患者中 5 例经过治疗后可以外科手术切除，且其中 3 例达到了病理上的完全缓解。25 例中位年龄达到 70 岁的患者经过西妥昔单抗结合化疗药物治疗后，23 例可以进行外科手术治疗，其中 15 例出现了病理缓解。这说明这项治疗是可以耐受的，并且起作用的可能更主要是西妥昔单抗而不是铂类化疗药。

此外，有一项针对帕尼单抗的小型 II 期临床试验发现，16 名不适合局部治疗的患者经过治疗后，其中 5 名出现了客观反应，包括 3 例部分缓解、2 例完全缓解，其中也出现了 2 例皮疹及 3 例疲劳的并发症。

53. 系统性化疗的治疗进展

针对那些无法手术切除或耐受放疗的晚期癌症患者可以考虑进行系统性化疗，但是总的来说，目前关于针对晚期鳞状细胞癌的化疗效果十分有限。

　　在目前的研究中认为，基于铂类的化疗药物方案可能是最有效的，而且能够用于治疗其他部位转移的皮肤鳞状细胞癌。例如，在一项针对 14 名晚期鳞状细胞癌患者的研究中，采用顺铂＋博来霉素＋氟尿嘧啶的治疗方案，发现其中 4 例完全缓解，7 例部分缓解，其中 7 例出现部分缓解的患者可以考虑进行接下来的手术或者放疗。

　　尽管皮肤非恶性黑色素瘤对铂类化疗药物比较敏感，但也要考虑使用顺铂药物的条件，即肾功能良好，注意化疗药物并发症如骨髓毒性，患有皮肤肿瘤的患者一般年龄较高，能否耐受这些化疗不良反应需要临床医生考量。

器官移植患者鳞状细胞癌研究进展

54. 器官移植患者皮肤肿瘤发病率高

器官移植患者需要长期服用免疫抑制剂来维持免疫耐受，因此这类患者患有恶性肿瘤的概率明显较高。事实上，皮肤是最常发生恶性肿瘤的部位，其中又以鳞状细胞癌和基底细胞癌多见。

皮肤恶性肿瘤占器官移植患者恶性肿瘤的 40%，这一比例在白种人中甚至占到了 50%，其中包括鳞状细胞癌、基底细胞癌及黑色素瘤等，而鳞状细胞癌与基底细胞癌所占比例超过 90%。一项法国的研究显示，182 名肾移植患者中有 15 名患有皮肤恶性肿瘤，这从一定程度上也反映了器官移植患者皮肤肿瘤的高发病率。

与表现为基底细胞癌发病率高于鳞状细胞癌的一般人群不同的是，器官移植患者鳞状细胞癌发病率高于基底细胞癌，其比值为（1.5∶1）～（5∶1）。与正常人群相比，器官移植患者鳞状细胞癌发病率要高 65～250 倍，而且随着接受移植年限的增加发病率也会增加，移植后 5 年、5 ～ 10 年、10 ～ 20 年、20 年以上的患者发病率分别为 29%、52%、72% 及 82%。

但是需要指出的是，鳞状细胞癌及基底细胞癌在非白色人种的器官移植患者中发病率可能并未达到以上程度。根据南非的一项研究表明，在对 542 名肾移植患者进行随访后发现，185 名白人中有 10 人发生皮肤肿瘤，而非白种人中并未出现皮肤肿瘤。同样，一项英国的研究也得出了类似的结论。此外，一项对 4444 名韩国器官移植者的 15 年随访发现，鳞状细胞癌、原位鳞癌、基底细胞癌、卡波西肉瘤及所有重要的皮肤肿瘤发病率分别为：0.88%、0.81%、0.25%、0.28% 和 2.31%。尽管皮肤肿瘤在非白种人的器官移植患者中发病率可能没有那么高，但是相对正常人群，非白种人的器官移植患者的发病率仍然要高于正常人群，这就提示我们需要引起高度重视。一项韩国的研究就发现，接受器官移植后 5 年，患者鳞状细胞癌的发病率是正常人群的 60 倍。

55. 器官移植患者皮肤肿瘤发病率高的机制研究少

目前来说，器官移植患者皮肤恶性肿瘤发病率高的具体机制还不是很清楚。但是据推测，其很有可能跟免疫抑制剂的使用有关。可能的机制有：免疫监视减少从而导致非典型细胞的生存率及增殖率增加；一些免疫抑制药物如咪唑硫嘌呤、环孢霉素的直接致癌作用；免疫抑制情况下一些致癌病毒的增生，如 EBV、

HPV、KSHV、HTLV-1 及 MCV 病毒等。

56. 不同移植器官的患者皮肤肿瘤发病率不同，其中肝最低，心肺较高

一些研究发现，移植器官的部位不同也是危险因素之一，如肺移植和心脏移植的发病率就比肾移植要高，其中发病率最低的是肝移植。

一项针对 166 名肺移植或者心肺移植患者的研究显示，在对其中位时间为 3 年的随访中发现，有 47 名患者最后患有皮肤肿瘤，而经过 5 年和 10 年的随访发现，皮肤肿瘤累积发病率分别达到 31% 和 47%，这一发病率远远高于胰腺移植患者。在挪威的一项研究中也发现，2561 名心脏和肾移植患者中，心脏移植患者皮肤肿瘤发病率为肾移植患者的 2.9 倍，这提示我们在接诊不同器官的移植患者时，应该给予部分患者更高程度的临床重视。

57. 器官移植患者患鳞状细胞癌的危险因素

同正常人群一样，紫外线照射、皮肤类型、人种、地理位置等依然是器官移植患者患鳞状细胞癌的危险因素。此外，接受器官移植之前就有皮肤肿瘤病史的患者鳞状细胞癌的发病率较高。澳大利亚一项针对 361 名肾移植患者的研究就得出了这一结论，存在皮肤恶性肿瘤病史，如鳞状细胞癌、基底细胞癌的患者，接

受移植手术后鳞状细胞癌的发病风险显著提高。此外，一项针对超过 104 000 名肾移植患者的研究发现，存在皮肤肿瘤病史的患者进行器官移植后期鳞状细胞癌的发病率增加了 3 倍，病死率也增加了 20%。

免疫抑制剂的剂量、种类、治疗周期等同样也是危险因素。例如，意大利一项研究就发现，那些对移植器官排斥反应较重的患者往往需要更大剂量的免疫抑制剂，因此皮肤肿瘤发病率也会增加。一项针对环孢霉素、咪唑硫嘌呤及泼尼松龙疗法的研究发现，环孢霉素、咪唑硫嘌呤两种药物合用危险因素增高。而一项针对咪唑硫嘌呤的系统评价，通过与其他免疫抑制剂治疗相比，发现其相对危险度为 1.56。

此外，年龄越大的器官移植患者其发病率相对越高。染色体 9p21-22 中的 D9S162 位点的缺失可能也是危险因素之一。

HPV 对发生在移植患者中的鳞状细胞癌的作用并不十分确定。有研究认为，HPV 在器官移植患者皮肤肿瘤病灶区域检出率更高。Beta 属的 HPV 亚型如 HPV-5、HPV-8、HPV-9 在正常人群中被认为不具有致病作用，可是在器官移植免疫抑制患者中起到了促进皮肤肿瘤发生的作用。

原发灶不明的鳞状细胞癌

58. 颈部淋巴侵及时，原发灶可能位于头颈部及肺部

在临床上有时候会碰到原发灶不明的肿瘤，而原发灶不明的肿瘤占所有侵袭性肿瘤的 4% ～ 5%，鳞状细胞癌又占到了其中的 5%。对于一些原发灶不明的鳞状细胞癌常常也可以找到有效的治疗方法，特别是涉及侵犯颈部及腹股沟淋巴结的情况。因此，正确评价这些患者的病情尤为重要。

通常来说，颈部淋巴结是鳞状细胞癌最常见的转移部位。如果患者有中等水平以上的颈部淋巴结侵犯，应考虑原发灶可能位于头颈部。而有中上水平颈部淋巴结侵犯的患者常常是中老年患者，并且大部分患者有长期的饮酒史或吸烟史。相反的是，相对靠下水平的颈部淋巴结侵犯，其原发灶可能在肺。但较低水平的颈部淋巴结侵犯同样有可能是由头颈部原发灶造成的，但是更应该考虑是否为肺癌所造成。如果胸部 X 线片或者头颈部的体

格检查都没有看到原发病灶则应该考虑进行纤维支气管镜检查。临床医生针对原发灶不明的鳞状细胞癌应该有判断其原发部位的能力。

59. 腹股沟淋巴结侵及时，原发灶可能位于肛周及生殖器

针对那些原发灶不明显侵及腹股沟淋巴结的情况则应考虑原发灶是否来源于肛周及生殖器部位。女性应尤其注意外阴、阴道以及宫颈部位，男性应注意阴茎部位，同样的还应考虑直肠部位。针对那些确实找不到原发病灶的鳞状细胞癌，进行局部淋巴结清扫术并在术后行后续放疗，可以保证患者的长期生存。

60. 不存在颈部淋巴结及腹股沟淋巴结侵及情况时的分析

其他不存在颈部淋巴结及腹股沟淋巴结转移的鳞状细胞癌应该考虑其是否来源于肺部肿瘤，尤其在有其他临床症状怀疑是肺肿瘤时，应考虑行 CT 或者支气管镜检查。对于那些诊断为低分化鳞癌的患者应特别仔细地进行评价，尤其是在不考虑肺癌的情况下，应进行充分的病理分析、免疫组化等手段，如果还是找不到原发病灶则考虑进行临床经验性的化疗。

阴茎鳞状细胞癌研究进展

61. 阴茎鳞状细胞癌占阴茎恶性肿瘤的主要部分

在欧美等发达国家阴茎恶性肿瘤非常罕见，在男性恶性肿瘤中的比例不到 1%，并且大部分是鳞状细胞癌，每年约有 2000 例新发病例和 300 例死亡病例。而在如非洲、亚洲及南美地区，其占男性生殖系统恶性肿瘤的比例达到 10% ～ 20%，好发于老年男性，其发病率随着年龄增加而增高。

62. 阴茎鳞状细胞癌的危险因素研究

阴茎鳞状细胞癌的危险因素众多，生殖器疣、尿道感染、慢性皮疹、包茎等均是其危险因素。HPV 在阴茎肿瘤中的检出率高达 30% ～ 35%，而其在无阴茎肿瘤人群中检出率为 0 ～ 6%。一项针对 1446 名有阴茎肿瘤的男性患者的调查发现：47% 的病例与 HPV 有关，这其中又有 60% 为 HPV-16，13% 为 HPV-18。

而在一项针对高度鳞状化上皮的前期病变组织研究中发现，85 例患者中有 87% 有 HPV 阳性，未感染 HPV 患者的生存率比 HPV 感染者要高。吸烟也会增加阴茎鳞状细胞癌的发病率，有研究表明吸烟患者患病率是非吸烟患者的 3.0 ～ 4.5 倍，这可能与吸烟对朗格汉斯细胞（Langerhans cell）的影响有关。此外，针对那些进行 PUVA 治疗的患者，也应尤其注意其与阴茎鳞状细胞癌的关系，有针对 892 名进行 PUVA 治疗的患者的研究发现，其患病率约是正常人群的 60 倍。

63. 阴茎鳞状细胞癌的分子改变

目前来说，已经发现有部分基因可能与阴茎鳞状细胞癌相关，比如 *P16* 以及 *P53*。*P16* 基因通过编码蛋白 p16INK4A 来调节细胞周期，在宫颈癌患者中发现 p16INK4A 蛋白与恶性肿瘤有关。*P53* 基因的改变也会导致肿瘤的增生。其他可能的机制还包括上皮间质转化，并伴有分子标志物的改变，如波形蛋白的增加、钙黏蛋白的减少、CD44 的增加以及哺乳动物雷帕霉素靶蛋白（mammalian target of rapamycin，mTOR）的改变。

头颈部鳞状细胞癌的随访进展

64. 吸烟及饮酒情况是头颈部鳞状细胞癌随访内容之一

对头颈部鳞状细胞癌进行后续监测可以早期发现局部复发、远处转移或者第二原发肿瘤及治疗相关的并发症。吸烟饮酒是头颈部肿瘤的一个很重要的危险因素，如果在治疗后患者还是继续吸烟饮酒，最终将影响到对疾病的控制及患者的生存，并且会增加第二原发肿瘤的发生。有研究发现，治疗期间吸烟或饮酒会增加肿瘤进展及病死率。事实上，美国头颈外科协会已经在患者的常规随访中增加了吸烟控制情况的调查。

65. 甲状腺功能减退是头颈鳞状细胞癌随访内容之一

患有头颈部鳞状细胞癌的患者常需要进行放疗，如果甲状腺或者其周边颈部区域在放疗区域内就会大大增加甲状腺功能减退的发生率。这种情况下，亚临床及临床甲状腺功能减退的发病率达到 50% 左右。因此推荐每 6 ～ 12 个月进行一次至少包括促甲状腺激素（TSH）在内的甲状腺功能检测。

66. 肺癌是常见的头颈部鳞状细胞癌的第二原发肿瘤

肺癌是头颈部鳞状细胞癌患者最常见的第二原发肿瘤部位，并且肺同样是头颈部肿瘤最常转移的部位。常规的胸部 CT 复查一直以来都不被认为有生存获益，但是针对那些在肺内出现第二原发肿瘤病灶的高风险患者进行 CT 扫描是有必要的。这就包括那些头颈部鳞状细胞癌伴有 20 年以上吸烟史的患者。

参考文献

1. Karia PS，Han J，Schmults CD.Cutaneous squamous cell carcinoma：estimated incidence of disease，nodal metastasis，and deaths from disease in the United States，2012.J Am Acad Dermatol，2013，68（6）：957-966.

2. Wehner MR，Shive ML，Chren MM，et al.Indoor tanning and non-melanoma skin cancer：systematic review and meta-analysis.BMJ，2012，345：e5909.

3. Lee CS，Bhaduri A，Mah A，et al.Recurrent point mutations in the kinetochore gene KNSTRN in cutaneous squamous cell carcinoma.Nat Genet，2014，46（10）：

1060-1062.

4. Gamba CS, Stefanick ML, Shikany JM, et al.Low-fat diet and skin cancer risk: the women's health initiative randomized controlled dietary modification trial. Cancer Epidemiol Biomarkers Prev, 2013, 22 (9): 1509-1519.

5. Wang J, Aldabagh B, Yu J, et al.Role of human papillomavirus in cutaneous squamous cell carcinoma: a meta-analysis.J Am Acad Dermatol, 2014, 70 (4): 621-629.

6. Chahoud J, Semaan A, Chen Y, et al.Association Between β-Genus Human Papillomavirus and Cutaneous Squamous Cell Carcinoma in Immunocompetent Individuals-A Meta-analysis.JAMA Dermatol, 2016, 152 (12): 1354-1364.

7. Dimon MT, Wood HM, Rabbitts PH, et al.No evidence for integrated viral DNA in the genome sequence of cutaneous squamous cell carcinoma.J Invest Dermatol, 2014, 134 (7): 2055-2057.

8. Sheu J, Hawryluk EB, Guo D, et al.Voriconazole phototoxicity in children: a retrospective review.J Am Acad Dermatol, 2015, 72 (2): 314-320.

9. Goyal RK, Gehris RP, Howrie D, et al.Phototoxic dermatoses in pediatric BMT patients receiving voriconazole.Pediatr Blood Cancer, 2014, 61 (7): 1325-1328.

10. van Hasselt JG, van Eijkelenburg NK, Huitema AD, et al.Severe skin toxicity in pediatric oncology patients treated with voriconazole and concomitant methotrexate. Antimicrob Agents Chemother, 2013, 57 (6): 2878-2881.

11. Robinson SN, Zens MS, Perry AE, et al.Photosensitizing agents and the risk of non-melanoma skin cancer: a population-based case-control study.J Invest

Dermatol, 2013, 133 (8) : 1950-1955.

12. Muranushi C, Olsen CM, Pandeya N, et al.Aspirin and nonsteroidal anti-inflammatory drugs can prevent cutaneous squamous cell carcinoma: a systematic review and meta-analysis.J Invest Dermatol, 2015, 135 (4) : 975-983.

13. Caini S, Boniol M, Tosti G, et al.Vitamin D and melanoma and non-melanoma skin cancer risk and prognosis: a comprehensive review and meta-analysis. Eur J Cancer, 2014, 50 (15) : 2649-2658.

14. Johannesdottir SA, Chang ET, Mehnert F, et al.Nonsteroidal anti-inflammatory drugs and the risk of skin cancer: a population-based case-control study. Cancer, 2012, 118 (19) : 4768-4776.

15. Bronsnick T, Murzaku EC, Rao BK.Diet in dermatology: Part I.Atopic dermatitis, acne, and nonmelanoma skin cancer.J Am Acad Dermatol, 2014, 71 (6) : 1039.e1-1039.e12.

16. Farasat S, Yu SS, Neel VA, et al.A new American Joint Committee on Cancer staging system for cutaneous squamous cell carcinoma: creation and rationale for inclusion of tumor (T) characteristics.J Am Acad Dermatol, 2011, 64 (6) : 1051-1059.

17. Pekarek B, Buck S, Osher L.A Comprehensive Review on Marjolin's Ulcers: Diagnosis and Treatment.J Am Col Certif Wound Spec, 2011, 3 (3) : 60-64.

18. Choa R, Rayatt S, Mahtani K.Marjolin's ulcer.BMJ, 2015, 351: h3997.

19. Chang JB, Kung TA, Cederna PS.Acute Marjolin's ulcers: a nebulous diagnosis.Ann Plast Surg, 2014, 72 (5) : 515-520.

中国医学临床百家

20. Tobin C, Sanger JR.Marjolin's Ulcers: A Case Series and Literature Review. Wounds, 2014, 26 (8): 248-254.

21. Al-Zacko SM.Malignancy in chronic burn scar: a 20 year experience in Mosul-Iraq.Burns, 2013, 39 (7): 1488-1491.

22. Auerbach A, Mulvaney P, Goldberg D, et al.Single-Cell Squamous Carcinoma: An Underreported High-Risk Variant.Dermatol Surg, 2016, 42 (S1): S2-7.

23. Shabbir M, Minhas S, Muneer A.Diagnosis and management of premalignant penile lesions.Ther Adv Urol, 2011, 3 (3): 151-158.

24. Brantsch KD, Meisner C, Schönfisch B, et al.Analysis of risk factors determining prognosis of cutaneous squamous-cell carcinoma: a prospective study. Lancet Oncol, 2008, 9 (8): 713-720.

25. Jambusaria-Pahlajani A, Kanetsky PA, Karia PS, et al.Evaluation of AJCC tumor staging for cutaneous squamous cell carcinoma and a proposed alternative tumor staging system.JAMA Dermatol, 2013, 149 (4): 402-410.

26. Schmults CD, Karia PS, Carter JB, et al.Factors predictive of recurrence and death from cutaneous squamous cell carcinoma: a 10-year, single-institution cohort study.JAMA Dermatol, 2013, 149 (5): 541-547.

27. Haisma MS, Plaat BE, Bijl HP, et al.Multivariate analysis of potential risk factors for lymph node metastasis in patients with cutaneous squamous cell carcinoma of the head and neck.J Am Acad Dermatol, 2016, 75 (4): 722-730.

28. Robert C, Arnault JP, Mateus C.RAF inhibition and induction of cutaneous

squamous cell carcinoma.Curr Opin Oncol，2011，23（2）：177-182.

29. Li L，Jiang M，Feng Q，et al.Aberrant Methylation Changes Detected in Cutaneous Squamous Cell Carcinoma of Immunocompetent Individuals.Cell Biochem Biophys，2015，72（2）：599-604.

30. Liang J，Kang X，Halifu Y，et al.Secreted frizzled-related protein promotors are hypermethylated in cutaneous squamous carcinoma compared with normal epidermis. BMC Cancer，2015，15：641.

31. Zhang L，Xiang P，Han X，et al.Decreased expression of microRNA-20a promotes tumor progression and predicts poor prognosis of cutaneous squamous cell carcinoma.Int J Clin Exp Pathol，2015，8（9）：11446-11451.

32. Kim BK，Kim I，Yoon SK.Identification of miR-199a-5p target genes in the skin keratinocyte and their expression in cutaneous squamous cell carcinoma.J Dermatol Sci，2015，79（2）：137-147.

33. Wang A，Landén NX，Meisgen F，et al.MicroRNA-31 is overexpressed in cutaneous squamous cell carcinoma and regulates cell motility and colony formation ability of tumor cells.PLoS One，2014，9（7）：e103206.

34. Wang SH，Zhou JD，He QY，et al.MiR-199a inhibits the ability of proliferation and migration by regulating CD44-Ezrin signaling in cutaneous squamous cell carcinoma cells.Int J Clin Exp Pathol，2014，7（10）：7131-7141.

35. Xu N，Zhang L，Meisgen F，et al.MicroRNA-125b down-regulates matrix metallopeptidase 13 and inhibits cutaneous squamous cell carcinoma cell proliferation, migration，and invasion.J Biol Chem，2012，287（35）：29899-29908.

36. Sand M, Bechara FG, Sand D, et al.Expression profiles of long noncoding RNAs in cutaneous squamous cell carcinoma.Epigenomics, 2016, 8 (4) : 501-518.

37. Piipponen M, Nissinen L, Farshchian M, et al.Long Noncoding RNA PICSAR Promotes Growth of Cutaneous Squamous Cell Carcinoma by Regulating ERK1/2 Activity.J Invest Dermatol, 2016, 136 (8) : 1701-1710.

38. Brougham ND, Dennett ER, Cameron R, et al.The incidence of metastasis from cutaneous squamous cell carcinoma and the impact of its risk factors.J Surg Oncol, 2012, 106 (7) : 811-815.

39. Ad Hoc Task Force, Connolly SM, Baker DR, et al.AAD/ACMS/ASDSA/ASMS 2012 appropriate use criteria for Mohs micrographic surgery: a report of the American Academy of Dermatology, American College of Mohs Surgery, American Society for Dermatologic Surgery Association, and the American Society for Mohs Surgery.J Am Acad Dermatol, 2012, 67 (4) : 531-550.

40. Lansbury L, Bath-Hextall F, Perkins W, et al.Interventions for non-metastatic squamous cell carcinoma of the skin: systematic review and pooled analysis of observational studies.BMJ, 2013, 347: f6153.

41. Bath-Hextall FJ, Matin RN, Wilkinson D, et al.Interventions for cutaneous Bowen' s disease.Cochrane Database Syst Rev, 2013, (6) : CD007281.

42. Chren MM, Linos E, Torres JS, et al.Tumor recurrence 5 years after treatment of cutaneous basal cell carcinoma and squamous cell carcinoma.J Invest Dermatol, 2013, 133 (5) : 1188-1196.

43. Alam M, Nanda S, Mittal BB, et al.The use of brachytherapy in the treatment

of nonmelanoma skin cancer：a review.J Am Acad Dermatol，2011，65（2）：377-388.

44. Ouhib Z，Kasper M，Perez Calatayud J，et al.Aspects of dosimetry and clinical practice of skin brachytherapy：The American Brachytherapy Society working group report.Brachytherapy，2015，14（6）：840-858.

45. Morton CA，Szeimies RM，Sidoroff A，et al.European guidelines for topical photodynamic therapy part 1：treatment delivery and current indications-actinic keratoses，Bowen's disease，basal cell carcinoma.J Eur Acad Dermatol Venereol，2013，27（5）：536-544.

46. Truchuelo M，Fernández-Guarino M，Fleta B，et al.Effectiveness of photodynamic therapy in Bowen's disease：an observational and descriptive study in 51 lesions.J Eur Acad Dermatol Venereol，2012，26（7）：868-874.

47. Shimizu I，Cruz A，Chang KH，et al.Treatment of squamous cell carcinoma in situ：a review.Dermatol Surg，2011，37（10）：1394-1411.

48. Johannesdottir SA，Lash TL，Jensen AØ，et al.Mortality in cancer patients with a history of cutaneous squamous cell carcinoma--a nationwide population-based cohort study.BMC Cancer，2012，12：126.

49. Basset-Seguin N，Hauschild A，Grob JJ，et al.Vismodegib in patients with advanced basal cell carcinoma（STEVIE）：a pre-planned interim analysis of an international，open-label trial.Lancet Oncol，2015，16（6）：729-736.

50. Mohan SV，Chang J，Li S，et al.Increased Risk of Cutaneous Squamous Cell Carcinoma After Vismodegib Therapy for Basal Cell Carcinoma.JAMA Dermatol，2016，152（5）：527-532.

51. Atwood SX, Sarin KY, Whitson RJ, et al.Smoothened variants explain the majority of drug resistance in basal cell carcinoma.Cancer Cell, 2015, 27 (3)：342-353.

52. Chang AL, Solomon JA, Hainsworth JD, et al.Expanded access study of patients with advanced basal cell carcinoma treated with the Hedgehog pathway inhibitor, vismodegib.J Am Acad Dermatol, 2014, 70 (1)：60-69.

53. Rodon J, Tawbi HA, Thomas AL, et al.A phase I, multicenter, open-label, first-in-human, dose-escalation study of the oral smoothened inhibitor Sonidegib (LDE225) in patients with advanced solid tumors.Clin Cancer Res, 2014, 20 (7)：1900-1909.

54. Sekulic A, Migden MR, Lewis K, et al.Pivotal ERIVANCE basal cell carcinoma (BCC) study：12-month update of efficacy and safety of vismodegib in advanced BCC.J Am Acad Dermatol, 2015, 72 (6)：1021-1026.e8.

55. Migden MR, Guminski A, Gutzmer R, et al.Treatment with two different doses of sonidegib in patients with locally advanced or metastatic basal cell carcinoma (BOLT)：a multicentre, randomised, double-blind phase 2 trial.Lancet Oncol, 2015, 16 (6)：716-728.

56. Dummer R, Guminski A, Gutzmer R, et al.The 12-month analysis from Basal Cell Carcinoma Outcomes with LDE225 Treatment (BOLT)：A phase II, randomized, double-blind study of sonidegib in patients with advanced basal cell carcinoma.J Am Acad Dermatol, 2016, 75 (1)：113-125.e5.

57. Kim DJ, Kim J, Spaunhurst K, et al.Open-label, exploratory phase II trial of

oral itraconazole for the treatment of basal cell carcinoma.J Clin Oncol，2014，32（8）：745-751.

58. Reigneau M，Robert C，Routier E，et al.Efficacy of neoadjuvant cetuximab alone or with platinum salt for the treatment of unresectable advanced nonmetastatic cutaneous squamous cell carcinomas.Br J Dermatol，2015，173（2）：527-534.

59. Foote MC，McGrath M，Guminski A，et al.Phase II study of single-agent panitumumab in patients with incurable cutaneous squamous cell carcinoma.Ann Oncol，2014，25（10）：2047-2052.

60. Chockalingam R，Downing C，Tyring SK，et al.Cutaneous Squamous Cell Carcinomas in Organ Transplant Recipients.J Clin Med，2015，4（6）：1229-1239.

61. Krynitz B，Olsson H，Lundh Rozell B，et al.Risk of basal cell carcinoma in Swedish organ transplant recipients：a population-based study.Br J Dermatol，2016，174（1）：95-103.

62. Park GH，Chang SE，Won CH，et al.Incidence of primary skin cancer after organ transplantation：An 18-year single-center experience in Korea.J Am Acad Dermatol，2014，70（3）：465-472.

63. Gogia R，Binstock M，Hirose R，et al.Fitzpatrick skin phototype is an independent predictor of squamous cell carcinoma risk after solid organ transplantation.J Am Acad Dermatol，2013，68（4）：585-591.

64. Kang W，Sampaio MS，Huang E，et al.Association of Pretransplant Skin Cancer With Posttransplant Malignancy，Graft Failure and Death in Kidney Transplant Recipients.Transplantation，2017，101（6）：1303-1309.

65. Jiyad Z, Olsen CM, Burke MT, et al.Azathioprine and Risk of Skin Cancer in Organ Transplant Recipients: Systematic Review and Meta-Analysis.Am J Transplant, 2016, 16 (12): 3490-3503.

66. Robbins HA, Clarke CA, Arron ST, et al.Melanoma Risk and Survival among Organ Transplant Recipients.J Invest Dermatol, 2015, 135 (11): 2657-2665.

67. Clarke CA, Robbins HA, Tatalovich Z, et al.Risk of merkel cell carcinoma after solid organ transplantation.J Natl Cancer Inst, 2015, 107 (2): 1-9.

68. Rashtak S, Dierkhising RA, Kremers WK, et al.Incidence and risk factors for skin cancer following lung transplantation.J Am Acad Dermatol, 2015, 72 (1): 92-98.

69. Connolly K, Manders P, Earls P, et al.Papillomavirus-associated squamous skin cancers following transplant immunosuppression: one Notch closer to control. Cancer Treat Rev, 2014, 40 (2): 205-214.

70. Neale RE, Weissenborn S, Abeni D, et al.Human papillomavirus load in eyebrow hair follicles and risk of cutaneous squamous cell carcinoma.Cancer Epidemiol Biomarkers Prev, 2013, 22 (4): 719-727.

71. Green AC, Olsen CM.Increased risk of melanoma in organ transplant recipients: systematic review and meta-analysis of cohort studies.Acta Derm Venereol, 2015, 95 (8): 923-927.

72. Krynitz B, Rozell BL, Lyth J, et al.Cutaneous malignant melanoma in the Swedish organ transplantation cohort: A study of clinicopathological characteristics and mortality.J Am Acad Dermatol, 2015, 73 (1): 106-113.e2.

73. Imko-Walczuk B, Kryś A, Lizakowski S, et al.Sebaceous carcinoma in

patients receiving long-term immunosuppresive treatment：case report and literature review.Transplant Proc，2014，46（8）：2903-2907.

74. Spence-Shishido A，Streicher JL，George RP，et al.Folliculotropic Mycosis Fungoides as a Posttransplant Lymphoproliferative Disorder.Pediatrics，2015，136（3）：e701-705.

75. Blackmon J，Rajpara A，Patel V，et al.Primary scalp angiosarcoma with metastasis to the liver in an orthotopic liver transplant patient.Exp Clin Transplant，2014，12（3）：269-272.

76. Kanitakis J，Chouvet B，Roussoulières A，et al.Postirradiation cutaneous angiosarcoma mimicking a cyst in a heart transplant recipient.Transplantation，2014，97（11）：e68-69.

77. Karia PS，Azzi JR，Heher EC，et al.Association of Sirolimus Use With Risk for Skin Cancer in a Mixed-Organ Cohort of Solid-Organ Transplant Recipients With a History of Cancer.JAMA Dermatol，2016，152（5）：533-540.

78. Asgari MM，Arron ST，Warton EM，et al.Sirolimus use and risk of cutaneous squamous cell carcinoma（SCC）in solid organ transplant recipients（SOTRs）.J Am Acad Dermatol，2015，73（3）：444-450.

79. Williams K，Mansh M，Chin-Hong P，et al.Voriconazole-associated cutaneous malignancy：a literature review on photocarcinogenesis in organ transplant recipients. Clin Infect Dis，2014，58（7）：997-1002.

80. Mansh M，Binstock M，Williams K，et al.Voriconazole Exposure and Risk of Cutaneous Squamous Cell Carcinoma，Aspergillus Colonization，Invasive Aspergillosis

and Death in Lung Transplant Recipients.Am J Transplant, 2016, 16 (1): 262-270.

81. Motz K, Qualliotine JR, Rettig E, et al.Changes in Unknown Primary Squamous Cell Carcinoma of the Head and Neck at Initial Presentation in the Era of Human Papillomavirus.JAMA Otolaryngol Head Neck Surg, 2016, 142 (3): 223-228.

82. Keller LM, Galloway TJ, Holdbrook T, et al.p16 status, pathologic and clinical characteristics, biomolecular signature, and long-term outcomes in head and neck squamous cell carcinomas of unknown primary.Head Neck, 2014, 36 (12): 1677-1684.

83. McDowell LJ, Young RJ, Johnston ML, et al.p16-positive lymph node metastases from cutaneous head and neck squamous cell carcinoma: No association with high-risk human papillomavirus or prognosis and implications for the workup of the unknown primary.Cancer, 2016, 122 (8): 1201-1208.

84. Rudmik L, Lau HY, Matthews TW, et al.Clinical utility of PET/CT in the evaluation of head and neck squamous cell carcinoma with an unknown primary: a prospective clinical trial.Head Neck, 2011, 33 (7): 935-940.

85. Nagel TH, Hinni ML, Hayden RE, et al.Transoral laser microsurgery for the unknown primary: role for lingual tonsillectomy.Head Neck, 2014, 36 (7): 942-946.

86. Mehta V, Johnson P, Tassler A, et al.A new paradigm for the diagnosis and management of unknown primary tumors of the head and neck: a role for transoral robotic surgery.Laryngoscope, 2013, 123 (1): 146-151.

87. Durmus K, Rangarajan SV, Old MO, et al.Transoral robotic approach to carcinoma of unknown primary.Head Neck, 2014, 36 (6): 848-852.

88. Patel SA, Magnuson JS, Holsinger FC, et al.Robotic surgery for primary head and neck squamous cell carcinoma of unknown site.JAMA Otolaryngol Head Neck Surg, 2013, 139 (11): 1203-1211.

89. Graboyes EM, Sinha P, Thorstad WL, et al.Management of human papillomavirus-related unknown primaries of the head and neck with a transoral surgical approach.Head Neck, 2015, 37 (11): 1603-1611.

90. Strojan P, Ferlito A, Langendijk JA, et al.Contemporary management of lymph node metastases from an unknown primary to the neck: II.a review of therapeutic options.Head Neck, 2013, 35 (2): 286-293.

91. Galloway TJ, Ridge JA.Management of Squamous Cancer Metastatic to Cervical Nodes With an Unknown Primary Site.J Clin Oncol, 2015, 33 (29): 3328-3337.

92. Villeneuve H, Després P, Fortin B, et al.Cervical lymph node metastases from unknown primary cancer: a single-institution experience with intensity-modulated radiotherapy.Int J Radiat Oncol Biol Phys, 2012, 82 (5): 1866-1871.

93. Shoushtari A, Saylor D, Kerr KL, et al.Outcomes of patients with head-and-neck cancer of unknown primary origin treated with intensity-modulated radiotherapy.Int J Radiat Oncol Biol Phys, 2011, 81 (3): e83-91.

94. Mourad WF, Hu KS, Shasha D, et al.Initial experience with oropharynx-targeted radiation therapy for metastatic squamous cell carcinoma of unknown primary of

中国医学临床百家

the head and neck.Anticancer Res, 2014, 34 (1): 243-248.

95. Balaker AE, Abemayor E, Elashoff D, et al.Cancer of unknown primary: does treatment modality make a difference?Laryngoscope, 2012, 122 (6): 1279-1282.

96. Centers for Disease Control and Prevention (CDC) .Human papillomavirus-associated cancers-United States, 2004-2008.MMWR Morb Mortal Wkly Rep, 2012, 61: 258-261.

97. Alemany L, Cubilla A, Halec G, et al.Role of Human Papillomavirus in Penile Carcinomas Worldwide.Eur Urol, 2016, 69 (5): 953-961.

98. Sanchez DF, Soares F, Alvarado-Cabrero I, et al.Pathological factors, behavior, and histological prognostic risk groups in subtypes of penile squamous cell carcinomas (SCC) .Semin Diagn Pathol, 2015, 32 (3): 222-231.

99. Poetsch M, Hemmerich M, Kakies C, et al.Alterations in the tumor suppressor gene p16 (INK4A) are associated with aggressive behavior of penile carcinomas.Virchows Arch, 2011, 458 (2): 221-229.

100. da Cunha IW, Souza MJ, da Costa WH, et al.Epithelial-mesenchymal transition (EMT) phenotype at invasion front of squamous cell carcinoma of the penis influences oncological outcomes.Urol Oncol, 2016, 34 (10): 433.e19-26.

101. Minardi D, Lucarini G, Filosa A, et al.Prognostic value of CD44 expression in penile squamous cell carcinoma: a pilot study.Cell Oncol (Dordr), 2012, 35 (5): 377-384.

102. Ferrandiz-Pulido C, Masferrer E, Toll A, et al.mTOR signaling pathway in

penile squamous cell carcinoma：pmTOR and peIF4E over expression correlate with aggressive tumor behavior.J Urol，2013，190（6）：2288-2295.

103. Gunia S，Erbersdobler A，Hakenberg OW，et al.p16（INK4a）is a marker of good prognosis for primary invasive penile squamous cell carcinoma：a multi-institutional study.J Urol，2012，187（3）：899-907.

104. Djajadiningrat RS，Jordanova ES，Kroon BK，et al.Human papillomavirus prevalence in invasive penile cancer and association with clinical outcome.J Urol，2015，193（2）：526-531.

105. Kim SA，Kwon JI，Jung HR，et al.Primary Extramammary Paget's Disease Combined with Bowen's Disease in Vulva.Ann Dermatol，2011，23（Suppl 2）：S222-225.

106. Siegel RL，Miller KD，Jemal A.Cancer statistics，2016.CA Cancer J Clin，2016，66（1）：7-30.

107. Riaz N，Hong JC，Sherman EJ，et al.A nomogram to predict loco-regional control after re-irradiation for head and neck cancer.Radiother Oncol，2014，111（3）：382-387.

108. Roland NJ，Bradley PJ.The role of surgery in the palliation of head and neck cancer.Curr Opin Otolaryngol Head Neck Surg，2014，22（2）：101-108.

109. Eichler M，Keszte J，Meyer A，et al.Tobacco and alcohol consumption after total laryngectomy and survival：A German multicenter prospective cohort study.Head Neck，2016，38（9）：1324-1329.

110. Gillison ML，Zhang Q，Jordan R，et al.Tobacco smoking and increased risk

of death and progression for patients with p16-positive and p16-negative oropharyngeal cancer.J Clin Oncol, 2012, 30 (17) : 2102-2111.

111. Kostakoglu L, Fardanesh R, Posner M, et al.Early detection of recurrent disease by FDG-PET/CT leads to management changes in patients with squamous cell cancer of the head and neck.Oncologist, 2013, 18 (10) : 1108-1117.

112. Morris LG, Sikora AG, Patel SG, et al.Second primary cancers after an index head and neck cancer: subsite-specific trends in the era of human papillomavirus-associated oropharyngeal cancer.J Clin Oncol, 2011, 29 (6) : 739-746.

113. Cao H, Banh A, Kwok S, et al.Quantitation of human papillomavirus DNA in plasma of oropharyngeal carcinoma patients.Int J Radiat Oncol Biol Phys, 2012, 82 (3) : e351-358.

114. Murthy V, Narang K, Ghosh-Laskar S, et al.Hypothyroidism after 3-dimensional conformal radiotherapy and intensity-modulated radiotherapy for head and neck cancers: prospective data from 2 randomized controlled trials.Head Neck, 2014, 36 (11) : 1573-1580.

115. Zhou J, Jolly S.Obstructive sleep apnea and fatigue in head and neck cancer patients.Am J Clin Oncol, 2015, 38 (4) : 411-414.

116. Joshi A, Calman F, O'Connell M, et al.Current trends in the follow-up of head and neck cancer patients in the UK.Clin Oncol (R Coll Radiol), 2010, 22 (2) : 114-118.

（杨兴华　罗俊杰　张碧航　整理）

基底细胞癌

67. 电离辐射暴露与基底细胞癌发病风险相关

目前基底细胞癌（basal cell carcinoma，BCC）的病因尚不明确，流行病学研究表明，辐射暴露人群（包括原子弹爆炸幸存者）、骨髓移植患者、头癣患者以及放射工作人员的 BCC 发病风险显著升高。高加索人的 BCC 患病率高于其他种族的人群，这是因为电离辐射与 BCC 发病的相关性研究多集中在欧洲人群中。硬岩地区的工作者长期暴露在氡含量较高的环境中，氡衰减放射出大量的 α 粒子，而 α 粒子具有很高的生物效应和机械组织损伤能力，因此可以导致暴露组织的显著生物学损伤。已有证据表明，硬岩地区的工作者由于吸入氡气及其放射性衰变产物而具有极高的患肺癌的风险。然而，在氡含量较高的环境中的工作者患非黑色素瘤皮肤肿瘤的主要原因不是吸入，而是皮肤表皮暴露于 α 粒子，包括 ^{218}Po 和 ^{214}Po 等氡子核污染。皮肤基底层的浓度取决于皮肤表面放射性核素的浓度以及 ^{218}Po 和 ^{214}Po 的 α 粒子渗透到表皮的能力。近期研究发现，长期的住所氡接触可以导致 BCC 发病。Bräuner 等在 1993—1997 年，收集了 57 053 名丹麦人的基本资料，跟踪这些成员的居住位置，并且检测各个住宅从 1971 年 1 月至审查日期的氡浓度，使用 Cox 比例风险模型预测辐射暴露和皮肤肿瘤的发病率的相关性。结果发现，辐射暴露是 BCC 发病的危险因素。具有更高的社会经济地位的人群中，辐射暴露与 BCC 发病风险的相关性更高。

有趣的是，辐射暴露增加与 BCC 以外的皮肤恶性肿瘤的患病风险无关，其潜在的机制尚不清楚，研究辐射诱导的信号通路对探究 BCC 的发病机制具有长远意义。Hedgehog 信号通路的异常活化是 BCC 重要的发病机制之一。Hedgehog 信号通路中的抑癌基因 *PTCH* 及 *Smoothened* 在辐射诱导 BCC 动物模型的过程中发挥重要作用。*Smoothened* 抑制剂 vismodegib 能够有效治疗辐射诱导的 BCC。研究发现，活化 Shh 信号通路可以增强辐射抗性，而抑制 Hedgehog 信号通路可以使肿瘤对放射治疗的敏感性增强。*PTCH* 基因的杂合子缺失是在 Shh 信号通路介导的肿瘤发病过程中的一种重要现象。近期有报道发现，活化 Shh 信号通路可以促进 DNA 损伤，从而使 *PTCH* 基因的杂合子缺失的频率升高。以上结果表明，Shh 信号通路和 DNA 损伤通路的相互作用在 BCC 的发病机制中发挥重要作用，而其具体的机制有待进一步研究。

68. 年龄是否与 BCC 发病相关存在争议

专家们在年龄＜40 岁是否是一个独立的侵袭性 BCC 危险因素的问题上仍未达成共识。有关年龄与其他高危因素之间关系的研究报告结论也并不一致。例如，在两项大型数据库的分析研究中，两组研究团队分别得出与年龄＜40 岁的患者易患侵袭性基底细胞癌和常发浅表型病灶相反的结论，还有一些分析研究并没有得出年龄与其他危险因素相关的结论。除此之外，肿瘤发病部位与年龄的关系也仍未明确。有研究指出，年龄＜40岁的患者病灶位于躯干及四肢的可能性更大，但其他一些研究并没有得到两者之间有显著关联的证据。而在一系列样本量为 50 ～ 2000 例不等的研究中，研究者们也没有得到年龄与复发率之间有关联的证据。有研究认为，随着年龄增长，患者治疗后复发率有所上升。年龄也同样被用来预测病情发展过程中第二个或第三、第四个高危因素出现的可能性大小。在一项包含 71 924 个样本的研究中，研究者发现 40 岁前被诊断为 BCC 的患者再次被诊断为非黑色素性皮肤肿瘤的比例要高于 40 岁后确诊的患者。而且通过分析 100 例转移性基底细胞癌病例，研究者发现发生 BCC 远处转移患者的年龄平均值低于仅有局部转移患者。以上研究结果显示：尽管尚不能确定年龄＜40岁是不是侵袭性 BCC 的相关危险因素，但一部分年龄＜40岁的患者发生侵袭性病变的比例确实高于普通人群。总而言之，现有研究尚不支持年龄＜40岁是 BCC 的独立高危因素，但可以确定的是定期随访可提高年龄＜40岁患者的平均预后水平。

69. 基因突变与 BBC 的易感性相关

易感性研究揭示 BCC 的发病与遗传因素有关，BCC 发病相关的基因或信号通路分子的突变可能导致 BCC 的发病风险升高。Hedgehog 信号通路中分子 Shh、GLI、SMO 和 PTCH 等的活性在 BCC 的发生发展中起关键作用，Hedgehog 信号通路的抑制剂可用于 BCC 的治疗。研究发现 Hedgehog 信号通路分子的突变与 BCC 的易感性相关，*Shh* 基因 *rs104894040 CC* 基因型、*Shh* 基因 *rs104894049 TT* 基因型和 *SMO* 基因 *rs41303402 GG* 基因型携带者 BCC 的发病风险显著升高。此外，*P53*、着色性干皮病基因 D（*XPD*）、唇腭裂跨膜蛋白 1 样蛋白（CRR9）等和 BCC 发病相关的基因突变均与 BCC 的发病风险有关。

肿瘤的发生和转移是肿瘤细胞所处的内外环境共同作用的结果。近年来肿瘤微环境受到了广泛关注，与以往针对肿瘤细胞本身的研究不同，研究重点转向肿瘤微环境中的基质细胞或是基质细胞所分泌的生物细胞因子及肿瘤细胞与肿瘤微环境之间的信号交互。$CD4^+$ T 细胞的主要亚群包括 Th1、Th2、Th17、调节性 T 细胞（Tregs）等，这些细胞在肿瘤微环境中起着重要的免疫调节作用。研究发现，在多种肿瘤患者体内存在 Th1/Th2 细胞的紊乱，肿瘤患者血清中 Th2 细胞分泌的细胞因子如 IL-2 等降低，Th2 细胞分泌的细胞因子如 IL-10 等升高。编码细胞因子基因区域的突变可能影响基因的表达而与肿瘤的易感性相关。波兰人群研究发现，IL-2 基因 *-330 GG* 基因型或 IL-10 基因 *-1082 GA* 基因型携带者 BCC 的发病风险显著升高。而 Boaventura 等在葡萄牙人群中研究了 IL-6 基因突变对辐射暴露导致 BBC 的影响，结果并未发现辐射暴露人群中 IL-6 基因 *rs1800795 CC* 基因型患者 BCC 患病率升高。肿瘤坏死因子 -α（TNF-α）是联系微环境与肿瘤细胞的关键靶点，是肿瘤微环境中重要的调控因子，BCC

患者血清中 TNF-α 的水平显著高于正常人，TNF-α 基因突变与 BCC 的复发率相关，TNF-α 基因 -308 G/A GG 基因型患者的复发率低于 A 位点携带者，而 TNF-α 基因 -238/-308 GA 基因型患者的复发率较高。

Toll 样受体（TLRs）是一种跨膜糖蛋白，可以通过识别病原体相关的分子模式和损伤相关分子模式而激活先天免疫反应和启动后天免疫系统，在癌症的发生发展中扮演重要角色。这些受体的基因多态性可以调控免疫系统从而与多种疾病的易感性相关。咪喹莫特是 TLR7 的受体激动剂，可用于癌变前的和恶性的皮肤疾病，尤其是 BCC 的治疗，表明 TLR7 可能在 BCC 的发病过程中发挥重要作用。尽管目前并没有发现 TLR7 基因启动子区 rs179008 突变与 BCC 的发病风险相关，但是 TLR7 基因突变可能影响咪喹莫特的疗效。TLR7 基因 rs179008 T 位点携带者与 AA 基因型患者相比，咪喹莫特的疗效较差。

70. BCC 患者体内存在 DNA 甲基化异常

DNA 甲基化也参与了 BCC 的发病机制。DNA 甲基化是指在甲基转移酶的催化下，DNA 的 CG 位点的胞嘧啶被选择性地添加甲基，形成 5- 甲基胞嘧啶。BCC 患者体内存在 DNA 甲基化水平异常。FHIT 是一种抑癌基因，可以诱导细胞凋亡，抑制肿瘤细胞增殖。高甲基化可能抑制 BCC 患者体内 FHIT 的表达水平，从而促进 BCC 的发展。研究发现，与正常人相比，BCC

患者体内 Hedgehog 信号通路中 *PTCH* 基因的启动子区的甲基化水平降低，可能是导致 *PTCH* 表达水平升高的原因之一。这些研究表明，DNA 甲基化可以通过调控相关基因的表达水平而参与 BCC 的发病。与黑色素瘤相比，BCC 的侵袭性较低，通常能够经手术治愈，因此 BCC 的生物标志物的研究较少，DNA 甲基化水平可能成为 BCC 的新的生物标志物。

71. BCC 的临床诊断应重视全身皮肤的检查及可疑皮损的病理检查

对有可疑病损的患者临床诊断过程由询问病史开始，重点询问内容应包括一些常见的致病危险因素，如是否有紫外线及日光、X 线暴露史，是否有砷化物接触史或日光性皮炎、Gorlin-Goltz 综合征、器官移植等病史。临床关键诊断因素还包括以下临床表现：头面部发病、珍珠样隆起性边缘的圆形斑块、毛细血管扩张、微小结节、不愈的溃疡等。接下来应对有临床症状体征或日光暴露史的患者行全身皮肤检查及浅表淋巴结检查，因为患者常暴露于日光下部位的皮肤常有并发的癌前病变或癌变，这些患者也是患皮肤黑色素瘤的高危人群。再接下来应对皮肤可疑病变进行皮肤组织病理学检查，并根据肿瘤的大小和生长部位选择适当的活检方式。除浅表型基底细胞癌，其余类型的活检标本均应包含真皮组织在内，因为单纯行浅表组织活检可能会导致深层肿瘤及深部已被累及的组织漏检。因进展期基底细胞癌常浸润破坏深层组织，可造成距离肿瘤边缘数厘米内的组织受累，如肌肉、神经、骨骼等。当难以推断皮损的浸润深度时，应降低行皮肤病理组织活检的标准。对于可能有深层组织浸润的病例应进行广泛的影像学检查，如彩超、CT、同位素全身骨扫描等，当临床怀疑有周围神经浸润时应将 MRI 作为首选检查，因其对于神经组织病变的敏感性要明显优于 CT。

72. 共聚焦激光扫描显微镜可用于 BCC 的诊断

BCC 的早期诊断能够减缓疾病的恶化，减少疾病的危害，减轻患者痛苦和精神、经济负担，是治愈肿瘤的关键。组织病理学是 BCC 确诊的主要依据。BCC 的组织病理学表现为表皮内基底细胞呈融浆状团块，边缘呈栅栏状排列，可有角质囊肿。由于组织病理学一般为创伤性组织活检，所以在临床诊治过程中对多处可疑皮损重复进行定期观察并不方便。随着无创性皮肤影像学，特别是激光共聚焦扫描显微镜（LSCM）技术的发展，这一问题得到了有效的改善。

LSCM 在传统的光学显微镜基础上加装了激光扫描装置，具有高分辨率、高灵敏度、高放大率等特点。与传统组织病理学检查相比，LSCM 具有无创、原位、实时、动态等优点，可以提供活体皮肤水平和垂直的图像，因此在临床和科研中的应用逐渐增多。研究发现，BCC 的 LSCM 图像可见大量癌细胞岛，与组织病理活检结果类似，其 LSCM 癌细胞核沿同一轴线排列，因此呈现明显的极性，具有极性的细胞贯穿整个表皮全层，导致表皮细胞的分化消失。此外癌细胞的周围还可以见到大量迂曲的血管和单核细胞的浸润。结节状 BCC 作为 BCC 的一种特殊类型，在 LSCM 低倍镜下观察可以发现其在真表皮交界处呈现出"菜花状"结构，具有特征性。高倍镜下可以见到团块状的黑色阴影，为高折光性的密集分布的细胞团，细胞团块的周围有栅栏状的黑色裂隙，肿瘤细胞巢内有明亮的细丝或点状结构。Casari 等将皮肤镜与反射共聚焦显微镜（RCM）联合用于识别 BCC 和诊断 Gorlin-Goltz 综合征，表明 LSCM 可以作为 BCC 的辅助诊断，肿瘤的间质、实质和血管的改变可以作为 BCC 的诊断依据。Chuah 等也在亚洲人群中证实，LSCM 诊断 BCC 的结果与病理检查结果一致。边缘反射共焦显微镜可以作为术前评估 BCC 的一种新方法，与传统方法相比，其与皮肤镜检查相结合，大大方便了 BCC 的鉴别诊断，可协助判断模棱两可的"粉色"的皮肤病变的准确性和安全阈值，有望进一步用于观察 BCC 等皮肤肿瘤的病情发展、疗效分析和皮损边界。

73. 根据 BCC 患者的危险分层情况制订相应的临床具体治疗措施

2016 版 NCCN 临床实践指南（基底细胞癌）指出：初步诊断后，临床医生应对患者做出风险评估，根据评估结果制订诊疗计划。NCCN 专家组审查通过了一系列与基底细胞癌复发相关的危险因素，包括：皮损的部位、大小及边缘情况；病灶为原发或复发；是否存在免疫抑制情况；该部位是否有放射治疗史；不同病理亚型；周围神经是否受累。具体分层标准如下：

（1）病灶的部位及大小：病灶的解剖学部位早已成为公认的 BCC 复发或转移的危险因素，一般来说，面部及颈部的病灶比躯干及四肢的更容易复发。与皮肤鳞状细胞癌相比，BCC 的远处转移率更低（＜ 0.1%）。临床常用的所谓高风险的"H 区"或"面具"概念至少可追溯至 1983 年。而原发病灶的大小也被证明是基底细胞癌复发的危险因素之一，但其高低风险的分界标准有多个版本。目前最常用的标准为：肿瘤直径 ≥ 2cm 时为高危，肿瘤直径 ＜ 2cm 时为低危。对于病灶位置及大小的具体危险程度分层标准来自于纽约大学开展的一项为期 27 年包含了 5755 例病例的回顾性研究，研究结果认为面部高风险的部位大致与"面具"区域相对应，高危部位的肿瘤直径达 6mm 时患者的复发率显著提高；而在中度危险区，高危复发的因素为肿瘤直径达 10mm 及以上。最近，美国皮肤病学会（American Academy of Dermatology，AAD）、美国 Mohs 手术学会（American College of Mohs Surgery，ACMS）、美国皮肤手术协会 (American Society for Dermatologic Surgery Association，ASDSA) 及美国 Mohs 外科学会（the American Society for Mohs Surgery，ASMS）联合审核通过了一份针对皮肤肿瘤通用的治疗标准。这份文件是在包括 69 例基底细胞癌病例的 270 例临床实践基础上做出的，并且对人体皮肤各个部分的复发危险性的评估办法做出了详细叙述。具体分区参见 2016 基底细胞癌 NCCN 临床实践指南。

（2）病灶的边界情况及原发性或复发性病灶：低危病例的特点是局部病灶边缘清晰且为原发病灶。

（3）免疫抑制：在器官移植后等情况下免疫抑制药物的使用会提高 BCC 的发病率。有数据显示，器官移植者 BCC 的发病率比普通人群高出 5 ～ 10 倍。多项回顾性研究显示，有器官移植病史的患者患浅表型基底细胞癌的可能性更高，且与普通患者相比，肿瘤浸润深度一般较浅。不同年龄的对比则显示，免疫抑制患者中较年轻者的发病率更高（发病者的平均年龄比普通人群低 15 岁）。然而，因为有前车之鉴，为谨慎起见，NCCN 专家组暂将免疫抑制状态列为潜在的高风险因素。

（4）局部皮肤放射治疗病史：肿瘤放疗相关原发性基底细胞癌是指病变发生与该部位非基底细胞癌病灶放射性治疗史有关，而所有的复发性基底细胞癌不论之前采取何种治疗方式均被认为是高危病灶。大量的试验数据支持原发性皮肤病灶（常为不相关的良性病灶）的放射治疗为 BCC 发生的危险因素。

（5）周围神经受累：在非黑色素性皮肤肿瘤中，周围神经受累是比较少见的。BCC 的神经受累可能性与受累平均程度比 SCC 要更低。但有周围神经受累的患者其复发的风险大大增加，且神经受累常与其他高危因素相关，如复发性肿瘤、高危险分级、较大病变范围等。当怀疑有神经受累时首选影像学检查为

MRI，其对神经受损的敏感程度要高于 CT。

74. BCC 最常用的局部治疗方式为手术治疗

手术是 BCC 最主要的治疗方法之一，是大多数患者的首选治疗方法。手术治疗的目的强调尽量治愈，并最大限度地保持器官功能及美观。根据早期研究所得结果，最佳的局部手术方式为传统刮除术及电灼治疗，但其长期前瞻性临床试验数据有限。临床具体操作时应根据疾病的特点及患者意愿决定治疗方式。虽然手术通常是首选且治愈率最高的治疗方式，但出于对功能、美观及患者意愿的考虑，可考虑选择放疗以达到满意疗效。

手术具体切除范围应取决于肿瘤大小、浸润深度。对病灶较小、浅表边界清楚的基底细胞癌，切缘距病灶通常为 0.5 ～ 1.0cm 即可达治愈目的（图 3）。对于病变范围大、浸润深而广，应行边距为 3 ～ 5cm 的广泛切除。原则上手术中应行冷冻切片检查，直至切缘阴性。某些切缘阴性的基底细胞癌，可行广泛切除以降低局部复发率。肿瘤基底切除范围酌情而定，如头皮浅表的基底细胞癌，可行广泛切除后植皮；累及骨膜者应将骨膜一并切除，行皮瓣移植或植皮术；颅骨破坏者应切除病变颅骨细胞及脑膜，以有机材料修复植皮后再切除。病变范围广泛、侵犯严重且广泛切除困难者应考虑截肢术。

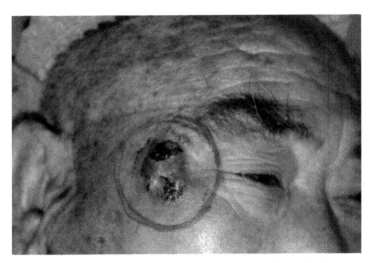

图 3　对病灶较小、浅表边界清楚的基底细胞癌，切缘距病灶通常为 0.5～1.0cm
（彩图见彩插 3）

　　临床常用手术方式有以下几种，具体介绍如下：

　　（1）刮除或电灼治疗：指用手术刀或电刀刮除肿瘤组织及一部分真皮并用电刀烧灼周围可能有恶变的组织。虽然这是一种适用于表浅型病变的快速的、高成本效益的治疗方式，但术中医生无法对手术切缘进行组织病理学评估。相关观察和回顾性研究报告示，选择刮除及电灼治疗的患者总的 5 年治愈率大致波动于 91%～97%，但一些研究显示这种治疗方法有较高复发率（19%～27%），这可能与原发病灶的发生部位（21%）及组织学亚型（27%）与较高复发风险相关有关。除此之外，我们也注意到复发的可能性与操作者的操作技术也有一定相关性，有经验的医生是可以达到完全治愈的效果的，但指南强调，这种技术只能谨慎地用于部分低风险肿瘤。在以下 3 种情况，我们要谨慎或者避免使用刮除及电灼术：第一，在有毛发生长的区域如腋窝、耻部及男性面部胡须生长区，因为这种治疗方式无法清除可能已经侵入毛囊深部的肿瘤组织。第二，如果在操作过程中发现肿瘤组织已侵入皮下层，一般应进行手术切除，因为刮除及电灼治疗的有效性依赖于临床医生操作过程中区分病变组织及正常组织的能力，一般来说肿瘤组织要软于正常的真皮，但皮下组织比肿瘤组织还要软，贸然选取这种治疗方式也许会降低完整切除肿瘤的可能性。第三，如果我们仅基于外观对局部病灶做出低风险肿瘤的判断，那么应在操作过程中取相应标本行组织病理学检查，如果活检结果显示有较高复发风险，就需要采取相应的补充性治疗手段预防复发。

（2）术后边缘评估切除术：BCC 治疗的另一选择是标准的手术切除并行术后边缘病理学检查。相关文献显示，使用该方法治疗的患者 5 年 BCC 未复发比例可高于 98%。Zitelli 与同事的研究工作为低风险肿瘤的手术切缘距肿块边缘距离的选择提供了具体标准，他们的研究表明，界限清楚的基底细胞癌病灶直径 < 2cm 时，距肿块边缘 4mm 切除时完全切除率可达 95%。这种方法也适用于躯干及四肢（不包括胫前、手、脚、指甲、踝部等部位）等部位低危原发性 BCC 病灶行再切除术时。如果可达标准切除范围，可一期线性缝合伤口或皮肤移植，也可二期闭合伤口，总的来说就是闭合伤口时，不旋转周围组织或改变解剖相对位置以防残余肿瘤细胞移位。以上都是所有适当的伤口修复

方法。

然而，NCCN 专家组相信，如果关闭切口时需要组织移位或皮肤移植，在关闭切口前，一定要保证切口切缘阴性。对于高风险 BCC，切除术与术中切缘检查是降低复发率的首选方法。而对于高复发风险的患者来说，应相应扩大切缘到肿块的距离，同时也要行术后切缘病理学检查，以降低预期的复发率。

（3）Mohs 显微外科手术及切除术后冷冻切片检查：Mohs 显微外科手术（MMS）是目前首选的高危 BCC 外科治疗方法，因为该方法可在术中 100% 评估切缘。两项发表于 1989 年的 Meta 分析示：MMS 治疗 BCC 的原发病灶与复发病灶 5 年复发率分别为 1.0% 和 5.6%，明显低于标准手术切除后复发率（原发病灶与复发病灶 5 年复发率分别为 10.1% 和 17.4%），并低于任何其他方式（刮除与电灼治疗、冷冻法和放射治疗）治疗后复发率。唯一一项对比 MMS 与标准手术切除法的前瞻性随机对照试验在荷兰开展，经过最少 10 年的术后跟踪随访，研究者发现，对于面部高风险 BCC 患者，MMS 治疗后复发率明显低于标准切除术，但只有在复发性肿瘤的治疗中两者的差异才有统计学意义。该研究更重要的发现是，治疗 5 年后 BCC 患者有较高的复发率，原发与复发性病变的患者复发率为分别为 14% 与 56%。这一发现强调了长期随访在治疗性临床试验与高危患者治疗方案中的重要性。切缘全周和基底的术后评估（CCPDMA），可采用术中冷冻切片（IOFS）的方法，作为一种替代 MMS 的治疗方法，它包括切缘及基底的全面评估。这个描述性的词语（CCPDMA）强调了专家组对于高危肿瘤的治疗观点——完全切除病灶术中应评估所有组织边缘。

75. 浅表型病灶冷冻疗法是除手术外的 BCC 局部治疗方法中有效率最高的

尽管局部治疗方法中，公认的效率最高的方式是手术，但考虑到某些临床具体情况，如美观、患者个人意愿等，有时可能会选择其他局部治疗方案作为首选，包括局部放射治疗及其他适用于浅表型病灶的局部治疗法如冷冻疗法、光动力疗法等，具体介绍如下。

（1）放射治疗（RT）：两项相关 Meta 分析指出，RT 治疗后原发及复发性 BCC 病灶 5 年复发率分别为 8.7% 和 10.0%。更新的有关 BCC 治疗的回顾性分析称，用 RT 方法治疗后 BCC 的 5 年局部控制率，即局部病灶治愈或完全缓解率波动于 93% ～ 96%，5 年复发率则波动于 4% ～ 16%。RT 对于低分化、原发性、小直径、结节型肿瘤疗效更佳。在一项包含 347 例受试者的前瞻性随机研究性试验中，患者分别接受以手术（标准切除边缘距可见肿瘤边缘 ≥ 2mm）或 RT 为主的治疗方式治疗原发性基底细胞癌。研究结果显示，放疗比手术的复发率更高（7.5% *vs.*0.7%，*P*=0.03），且其治疗后外观更差，术后并发症发生率更高。关于 RT 疗法的具体细节，包括总剂量和辐射范围，应根据辐射的原则算法计算（具体参见 2016 基底细胞癌 NCCN 临床实践指南）。RT 禁忌证包括一系列易于发生皮肤恶性肿瘤的疾患，包括基因相关性疾病（如基底细胞痣综合征、着色性干皮病）和结缔组织疾病（如红斑狼疮、硬皮病）。近期强化放疗（IMRT）被广泛应用于同时治疗原发性皮肤肿瘤与转移性淋巴结病变。在以 RT 为主的治疗方式中，NCCN 专家组格外强调了适当的支持治疗与患者教育的重要性。另一点需要特别注意的是，必须确保目标区域有足够的表面放射剂量。为最大限度减少发生放射治疗的远期并发症的可能性，RT 常用作 60 岁以上患者的保守治疗方法。术后放疗在降低高危患者的术后复发率方面的应用价值得到了广泛认可。NCCN 专家组建议，对任何 BCC 患者来说，当有显著周围神经病变（即不止 1 支或几支小感觉神经分支或 1 支较大神经受累）证据时，应对患者行辅助性化疗。对部分患者来说，手术加术后局部治疗可使治愈率达 100%。当 MMS 或 CCPDMA 治疗后切缘病理检查阳性时，医生也可考虑行术后放射治疗。

（2）浅表疗法：浅表疗法包括 5- 氟尿嘧啶（5-FU）或咪喹莫特局部药物治疗、冷冻疗法和光动力疗法（PDT）等。由于治愈率可能较低，只有手术或放疗禁忌时才考虑行浅表疗法。

①外用药物治疗：一项有关浅表型 BCC 治疗的随机前瞻性试验指出，咪喹莫特的局部治愈率可达 85%，尽管其治愈率低于手术切除法 [距肿瘤边缘 4mm 切除皮肤组织的临床治愈率为

98%（$P < 0.01$）]，但治疗后局部外观要比手术更美观，且治疗3年后药物疗法与手术疗法的外观优秀或良好率分别为 61% 与 36%（$P < 0.001$）。另外一项随机试验表明，以 5-FU 乳膏治疗局部表浅病灶可获得与咪喹莫特类似的疗效，且治疗安全性和治疗后外观情况也与咪喹莫特大致类似。

②冷冻疗法：原理为循环性低温下使肿瘤细胞坏死。作为一种快速、高成本效益的治疗方法，冷冻疗法已应用于临床多年，通过对原发性基底细胞癌的历史数据进行系统性分析，冷冻治疗的复发率波动在 0 ~ 13%，平均复发率为 3% ~ 4%。前瞻性试验提示，冷冻治疗后 BCC 复发率为 5% ~ 39%，报道中复发率的变化可能是由患者选择偏倚、不同的后续治疗持续时间、治疗技术的差异导致的。

③光动力疗法（PDT）：包括在局部皮肤涂抹光敏剂后用特殊光源照射两个主要步骤。常用光敏剂包括甲基氨基酮戊酸（MAL）和 5- 氨基乙酰丙酸（ALA）。用于治疗结节性 BCC 时这两种药物有类似的疗效结果和疼痛感。多项随机试验和 Meta 分析显示，PDT 的术后外观优于外科手术治疗，但其有效率稍低（通过对比完全治愈率、1 年复发率、5 年复发率）。相关临床试验的综述称，PDT 治愈率为 70% ~ 90%。PDT 的临床适用对象主要是 BCC 的表浅型和结节型组织学亚型，因为该疗法对这两种类型有更高的治愈率。临床研究表明，"难治性"病变应用 PDT 治疗 24 个月的治疗应答率为 78%。目前，PDT 被 NCCN 成员机构

应用于治疗部分癌前病变及表浅的低风险皮肤病灶。

PDT 疗法可应用于全身皮肤，但面部及头皮的治疗有效率更高。一些随机研究和 Meta 分析比较了各种治疗方法对于浅表型病灶的治疗效果，主要结果如下：① PDT 与冷冻疗法疗效类似，但 PDT 的术后外观更佳；② PDT、咪喹莫特、氟尿嘧啶等疗法具有类似的疗效，对外观的影响程度也类似，但 PDT 的复发风险可能更高。

76. NCCN 提出低危与高危 BCC 患者的标准治疗方案

（1）低危原发性 BCC 的推荐治疗方式：

①刮除及电灼治疗：适用于无毛发生长的部位。

②标准切除术：可适用于距临床肿瘤边缘 4mm 完全切除肿块，并能直接缝合或能够二次缝合或植皮封闭创面的患者。

③ RT：一般适用于不宜手术的患者，一般仅限于那些年龄 > 60 岁者，这是因为目前我们对于治疗后远期并发症并不了解。RT 疗法也可用于切缘阳性需接受术后辅助治疗的患者。当切除术后切缘组织学检查为阳性时，首选治疗方法应考虑 Mohs 显微外科手术，或在切除后全面评估切缘，对于不适合进行手术的患者也可行术后放疗。特殊病例可考虑应用 PDT、冷冻疗法等，但不应作为首选治疗。

（2）高危病变的推荐标准治疗方法：

①标准切除：在不影响创面修复的前提下，可适当扩大切除范围，以获得更高手术治愈率。

② MMS 或应用 CCPDMA 行再切除。

③ RT 治疗（适用于不宜手术的患者）：当 MMS 或 CCPDMA 无法达到切缘阴性的效果时，需行辅助治疗。推荐辅助治疗方案包括放射疗法和（或）应用 Hedgehog 通路抑制剂的系统疗法。辅助性放疗也被推荐用于切缘阴性、但有大神经或神经广泛受累或有潜在头骨、颅内转移可能性的患者。

77. Hedgehog 信号通路抑制剂可用于 BCC 的治疗

BCC 是一种生长较为缓慢的皮肤肿瘤，且较少发生转移，发生率亦较低。尽管 BCC 很少导致死亡，但是如果不及时治疗，仍可能对局部组织造成高度的损坏。临床上，BCC 主要表现为头颈部的肉色或粉色的珍珠丘疹，也经常发生溃疡或血管扩张。BCC 可导致高度毁容，并且治疗手段很局限，目前 BCC 的治疗手段主要为手术治疗，并且通常可以达到高于 95% 的 5 年治愈率。然而手术治疗经常会伴随潜在的功能障碍、瘢痕和外形的损毁。在特定人群（如免疫抑制、老年人群）中，非手术治疗可能是更理想的手段。关于非手术治疗，建议在过渡到系统治疗包括新的靶向治疗之前，先进行局部治疗。鉴于 Hedgehog 信号通路在 BCC 的发生发展中的重要作用，其抑制剂在 BCC 的治疗中也取得了良好的疗效。目前已有 Hedgehog 信号通路抑制剂，被美国食品药品监督管理局（FDA）认可用于 BCC 患者的治疗。尽管这些抑制剂也有常见的不良反应，包括肌肉痉挛、味觉障碍、脱发、疲劳、恶心和体重减轻等，但总的来说是安全有效的抗肿瘤药物，具有良好前景。

Vismodegib（GDC-0449）是首个口服的 SMO 抑制剂，已于 2012 年 1 月 30 日被美国 FDA 批准用于 BCC 的治疗。Vismodegib 可用于复发的转移性或晚期的 BCC 患者以及手术或放射治疗效果较差的 BCC 患者的治疗。Vismodegib 可以抑制 Hedgehog 信号通路的生物活性。Vismodegib 可以靶向并且抑制跨膜蛋白 SMO，阻碍信号通路的活化，从而使 *Gli-1/2* 的转录活性降低，最终发挥肿瘤抑制作用。

Itraconazole 通常被认为是抗真菌药物，但是最近在 BCC 患者中的疗效得到了确认。Itraconazole 可以抑制 Hedgehog 信号通路活性以及 BCC 的生长。其对 SMO 的作用与其他拮抗药不同，Itraconazole 可以防止 SMO 易位至纤毛。Itraconazole 对 Hedgehog 信号通路的抑制作用很强，并且口服疗效可以长期维持几个月。Itraconazole 治疗 BCC 的研究已成为研究热点。

Sonidegib 是 *SMO* 基因的抑制剂，也是治疗 BCC 的潜在药物，并且已经被批准口服。

当部分 BCC 患者放射治疗无效或治疗后复发时，这些 Hedgehog 信号通路抑制剂的研究为局部晚期或转移性 BCC 患者的治疗带来了希望。

中国医学临床百家

参考文献

1. Robertson A, Allen J, Laney R, et al.The cellular and molecular carcinogenic effects of radon exposure: a review.Int J Mol Sci, 2013, 14 (7): 14024-14063.

2. Keil AP, Richardson DB, Troester MA.Healthy worker survivor bias in the Colorado Plateau uranium miners cohort.Am J Epidemiol, 2015, 181 (10): 762-770.

3. Bräuner EV, Loft S, Sørensen M, et al.Residential Radon Exposure and Skin Cancer Incidence in a Prospective Danish Cohort.PLoS One, 2015, 10 (8): e0135642.

4. Wheeler BW, Kothencz G, Pollard AS.Geography of non-melanoma skin cancer and ecological associations with environmental risk factors in England.Br J Cancer, 2013, 109 (1): 235-241.

5. Tsai CL, Hsu FM, Tzen KY, et al.Sonic Hedgehog inhibition as a strategy to augment radiosensitivity of hepatocellular carcinoma.J Gastroenterol Hepatol, 2015, 30 (8): 1317-1324.

6. Zeng J, Aziz K, Chettiar ST, et al.Hedgehog pathway inhibition radiosensitizes non-small cell lung cancers.Int J Radiat Oncol Biol Phys, 2013, 86 (1): 143-149.

7. Mille F, Tamayo-Orrego L, Lévesque M, et al.The Shh receptor Boc promotes progression of early medulloblastoma to advanced tumors.Dev Cell, 2014, 31 (1): 34-47.

8. Ramachandran S, Fryer AA, Lovatt T, et al.The rate of increase in the numbers of primary sporadic basal cell carcinomas during follow up is associated with age at first presentation.Carcinogenesis, 2002, 23 (12): 2051-2054.

9. Roudier-Pujol C, Auperin A, Nguyen T, et al.Basal cell carcinoma in young adults: not more aggressive than in older patients.Dermatology, 1999, 199 (2): 119-123.

10. Cheretis C, Angelidou E, Dietrich F, et al.Prognostic value of computer-assisted morphological and morphometrical analysis for detecting the recurrence tendency of basal cell carcinoma.Med Sci Monit, 2008, 14 (5): MT13-19.

11. Jacobsen AA, Aldahan AS, Hughes OB, et al.Hedgehog Pathway Inhibitor Therapy for Locally Advanced and Metastatic Basal Cell Carcinoma: A Systematic Review and Pooled Analysis of Interventional Studies.JAMA Dermatol, 2016, 152 (7): 816-824.

12. Lesiak A, Sobolewska-Sztychny D, Majak P, et al.Relation between sonic hedgehog pathway gene polymorphisms and basal cell carcinoma development in the Polish population.Arch Dermatol Res, 2016, 308 (1): 39-47.

13. Sun Y, Liu Z, Liu Y, et al.Polymorphisms in the nuclear excision repair gene ERCC2/XPD and susceptibility to cutaneous basal cell carcinoma.Int J Clin Exp Med, 2015, 8 (7): 10611-10618.

14. Tian Y, Li L, Yang R.p53 Arg72Pro polymorphism and risk of basal cell carcinoma: a meta analysis.Int J Clin Exp Med, 2015, 8 (2): 2350-2356.

15. Liu T, Jiang L, Lv X, et al.Association of CRR9 locus with elevated risk of squamous cell carcinoma and basal cell carcinoma.Int J Clin Exp Med, 2015, 8 (3): 3761-3768.

16. Sobjanek M, Zabłotna M, Bień E, et al.Clinical significance of IL-2 and IL-

中国医学临床百家

10 gene polymorphisms and serum levels in patients with basal-cell carcinoma.Biomark Med, 2016, 10 (2)：185-195.

17. Boaventura P, Durães C, Mendes A, et al.IL6-174 G ＞ C Polymorphism (rs1800795) Association with Late Effects of Low Dose Radiation Exposure in the Portuguese Tinea Capitis Cohort.PLoS One, 2016, 11 (9)：e0163474.

18. Sobjanek M, Zabłotna M, Michajłowski I, et al.-308 G/A TNF-α gene polymorphism influences the course of basal cell carcinoma in a Polish population.Arch Med Sci, 2015, 11 (3)：599-604.

19. Russo I, Cona C, Saponeri A, et al.Association between Toll-like receptor 7 Gln11Leu single-nucleotide polymorphism and basal cell carcinoma.Biomed Rep, 2016, 4 (4)：459-462.

20. Piaserico S, Michelotto A, Frigo AC, et al.TLR7 Gln11Leu single nucleotide polymorphism and response to treatment with imiquimod in patients with basal cell carcinoma：a pilot study.Pharmacogenomics, 2015, 16 (17)：1913-1917.

21. Heitzer E, Bambach I, Dandachi N, et al.PTCH promoter methylation at low level in sporadic basal cell carcinoma analysed by three different approaches.Exp Dermatol, 2010, 19 (10)：926-928.

22. Goldberg M, Rummelt C, Laerm A, et al.Epigenetic silencing contributes to frequent loss of the fragile histidine triad tumour suppressor in basal cell carcinomas.Br J Dermatol, 2006, 155 (6)：1154-1158.

23. Zanetti R, Rosso S, Martinez C, et al.Comparison of risk patterns in carcinoma and melanoma of the skin in men：a multi-centre case-case-control study.Br J

Cancer, 2006, 94 (5): 743-751.

24. Kaskel P, Lange U, Sander S, et al.Ultraviolet exposure and risk of melanoma and basal cell carcinoma in Ulm and Dresden, Germany.J Eur Acad Dermatol Venereol, 2015, 29 (1): 134-142.

25. Casari A, Argenziano G, Moscarella E, et al.Confocal and dermoscopic features of basal cell carcinoma in Gorlin-Goltz syndrome: A case report.Australas J Dermatol, 2016.

26. Chuah SY, Tee SI, Tan WP, et al.Reflectance confocal microscopy is a useful non-invasive tool in the in vivo diagnosis of pigmented basal cell carcinoma in Asians. Australas J Dermatol, 2015.

27. van Iersel CA, van de Velden HV, Kusters CD, et al.Prognostic factors for a subsequent basal cell carcinoma: implications for follow-up.Br J Dermatol, 2005, 153 (5): 1078-1080.

28. Silverman MK, Kopf AW, Grin CM, et al.Recurrence rates of treated basal cell carcinomas.Part 2: Curettage-electrodesiccation.J Dermatol Surg Oncol, 1991, 17 (9): 720-726.

29. Ad Hoc Task Force, Connolly SM, Baker DR, et al.AAD/ACMS/ASDSA/ ASMS 2012 appropriate use criteria for Mohs micrographic surgery: a report of the American Academy of Dermatology, American College of Mohs Surgery, American Society for Dermatologic Surgery Association, and the American Society for Mohs Surgery.J Am Acad Dermatol, 2012, 67 (4): 531-550.

30. Codazzi D, Van Der Velden J, Carminati M, et al.Positive compared with

negative margins in a single-centre retrospective study on 3957 consecutive excisions of basal cell carcinomas.Associated risk factors and preferred surgical management.J Plast Surg Hand Surg, 2014, 48 (1): 38-43.

31. Krynitz B, Olsson H, Lundh Rozell B, et al.Risk of basal cell carcinoma in Swedish organ transplant recipients: a population-based study.Br J Dermatol, 2016, 174 (1): 95-103.

32. Julian C, Bowers PW, Pritchard C.A comparative study of the effects of disposable and Volkmann spoon curettes in the treatment of basal cell carcinoma.Br J Dermatol, 2009, 161 (6): 1407-1409.

33. Rhodes LE, de Rie MA, Leifsdottir R, et al.Five-year follow-up of a randomized, prospective trial of topical methyl aminolevulinate photodynamic therapy vs surgery for nodular basal cell carcinoma.Arch Dermatol, 2007, 143 (9): 1131-1136.

34. van Loo E, Mosterd K, Krekels GA, et al.Surgical excision versus Mohs' micrographic surgery for basal cell carcinoma of the face: A randomised clinical trial with 10 year follow-up.Eur J Cancer, 2014, 50 (17): 3011-3020.

35. Hernández-Machin B, Borrego L, Gil-García M, et al.Office-based radiation therapy for cutaneous carcinoma: evaluation of 710 treatments.Int J Dermatol, 2007, 46 (5): 453-459.

36. Cognetta AB, Howard BM, Heaton HP, et al.Superficial x-ray in the treatment of basal and squamous cell carcinomas: a viable option in select patients.J Am Acad Dermatol, 2012, 67 (6): 1235-1241.

37. Avril MF, Auperin A, Margulis A, et al.Basal cell carcinoma of the face:

surgery or radiotherapy? Results of a randomized study.Br J Cancer, 1997, 76 (1): 100-106.

38. Petit JY, Avril MF, Margulis A, et al.Evaluation of cosmetic results of a randomized trial comparing surgery and radiotherapy in the treatment of basal cell carcinoma of the face.Plast Reconstr Surg, 2000, 105 (7): 2544-2551.

39. Neville JA, Welch E, Leffell DJ.Management of nonmelanoma skin cancer in 2007.Nat Clin Pract Oncol, 2007, 4 (8): 462-469.

40. Quirk C, Gebauer K, De'Ambrosis B, et al.Sustained clearance of superficial basal cell carcinomas treated with imiquimod cream 5%: results of a prospective 5-year study.Cutis, 2010, 85 (6): 318-324.

41. Arits AH, Mosterd K, Essers BA, et al.Photodynamic therapy versus topical imiquimod versus topical fluorouracil for treatment of superficial basal-cell carcinoma: a single blind, non-inferiority, randomised controlled trial.Lancet Oncol, 2013, 14 (7): 647-654.

42. Basset-Seguin N, Ibbotson SH, Emtestam L, et al.Topical methyl aminolaevulinate photodynamic therapy versus cryotherapy for superficial basal cell carcinoma: a 5 year randomized trial.Eur J Dermatol, 2008, 18 (5): 547-553.

43. Wang H, Xu Y, Shi J, et al.Photodynamic therapy in the treatment of basal cell carcinoma: a systematic review and meta-analysis.Photodermatol Photoimmunol Photomed, 2015, 31 (1): 44-53.

44. Fantini F, Greco A, Del Giovane C, et al.Photodynamic therapy for basal cell carcinoma: clinical and pathological determinants of response.J Eur Acad Dermatol

Venereol, 2011, 25 (8): 896-901.

45. Roozeboom MH, Nelemans PJ, Mosterd K, et al.Photodynamic therapy vs.topical imiquimod for treatment of superficial basal cell carcinoma: a subgroup analysis within a noninferiority randomized controlled trial.Br J Dermatol,2015,172(3): 739-745.

46. Botto N, Rogers G.Nontraditional management of basal cell carcinoma.J Drugs Dermatol, 2013, 12 (5): 525-532.

47. Silapunt S, Chen L, Migden MR.Hedgehog pathway inhibition in advanced basal cell carcinoma: latest evidence and clinical usefulness.Ther Adv Med Oncol, 2016, 8 (5): 375-382.

48. Cowey CL.Targeted therapy for advanced Basal-cell carcinoma: vismodegib and beyond.Dermatol Ther (Heidelb), 2013, 3 (1): 17-31.

49. Kim J, Aftab BT, Tang JY, et al.Itraconazole and arsenic trioxide inhibit Hedgehog pathway activation and tumor growth associated with acquired resistance to smoothened antagonists.Cancer Cell, 2013, 23 (1): 23-34.

（祁　敏　郭　瑜　杨文倩　整理）

血管瘤和脉管畸形

血管瘤和脉管畸形的分类及治疗

78. 脉管性疾病基于血管内皮细胞生物学特性的分类

长时间以来，人们对于脉管性疾病采用的是形态学分类的方法，将这类疾病分为毛细血管瘤、海绵状血管瘤、蔓状血管瘤等，这种分类方法将形态相似的不同疾病放在同一个诊断下，不利于区分治疗。1982 年，Mulliken 首次提出基于血管内皮细胞生物学特性的分类方法，将此前传统意义的"血管瘤"重新分为血管瘤和脉管畸形，并阐释了两者最本质的差别，即血管肿瘤存在血管内皮细胞的异常增殖而脉管畸形则无此现象。该观点被广泛认同，从而成为现代分类的基础。

1992 年，国际血管瘤和脉管畸形研究学会（ISSVA）在匈牙利布达佩斯成立，并在 1996 年制定了一套较为完善的分类系统，成为国际上各学科交流的共同分类基础。2014 年 4 月，在澳大利亚墨尔本召开的第 20 届 ISSVA 大会上，提出对 ISSVA 分类的全面修订草案，并于 2015 年发表，我们将 1996 年 ISSVA 血管瘤及脉管畸形分类表稍作补充（表4）。

表4　血管瘤和脉管畸形分类

（数据来源于 Pediatrics 期刊）

血管肿瘤	脉管畸形
婴幼儿血管瘤	低流量脉管畸形
先天性血管瘤（RICH 和 NICH*）	毛细血管畸形（CM）
丛状血管瘤（伴或不伴 Kasabach-Memitt 现象）	葡萄酒色斑
	毛细血管扩张
卡波西形血管内皮瘤（伴或不伴 Kasabach-Memitt 现象）	角化性血管瘤
	静脉畸形（VM）
棱状细胞血管内皮瘤	普通单发 VM
少见血管内皮瘤（上皮样血管内皮瘤，混合性血管内皮瘤，网状血管内皮瘤，多形性血管内皮瘤，乳头状淋巴管内血管内皮瘤，淋巴管内皮内瘤）	蓝色橡皮奶头样痣
	家族性皮肤黏膜膜静脉畸形
	球状细胞静脉畸形
	Maffucci 综合征
皮肤获得性血管肿瘤（化脓性肉芽肿，靶样含铁血黄素沉积性血管瘤，肾小球样血管瘤，微静脉型血管瘤等）	淋巴管畸形（LM）
	高流量脉管畸形
	动脉畸形（AM）
	动静脉瘘（AVF）
	动静脉畸形（AVM）
	复杂混合性脉管畸形
	CVM, CLM, LVM, CLVM, CM-AVM

注：*RICH：快速消退型先天性血管瘤；NICH：不消退先天性血管瘤

婴幼儿血管瘤

79. 婴幼儿血管瘤临床分期

婴幼儿血管瘤（infantile hemangioma，IH），是婴幼儿时期最常见的先天性良性血管内皮细胞增生性肿瘤，发病率为4%～5%，在早产儿中可达20%以上，女性发病率显著高于男性，男女发病比例约为1∶3，白种人发病率最高，其中约60%发生于头颈部，其大小、形态、生长情况、消退、消退后的残余病变和对治疗的反应程度等个体差异很大，其发病机制至今不明。

血管瘤有其独特的病理生理特点，其在临床上可分为3期：增殖期、消退期和消退完成期。

（1）增殖期：血管瘤的明确病因与发病机制尚未完全清楚，目前主要有两个学说，即血管发生学说和血管生成学说，且近年认为后者起主要作用。血管发生学说认为：血管瘤中的血管结构由祖细胞直接增殖分化而来。而血管生成学说认为：血管瘤是原有血管内皮细胞的异常增殖和分化而形成的不成熟血管团。血管瘤的组织病理学研究显示，增殖期血管瘤组织中，多种内皮细胞因子、血管生成因子、生长因子、血管内皮细胞受体家族、骨髓标志物等均高表达；而在消退期血管瘤组织中，内皮细胞凋亡加速、肥大细胞以及金属蛋白酶组织抑制因子等水平上调。因此，认为血管瘤的形成可能是由于局部微环境的变化以及内皮细胞自身转化的异常，从而导致血管内皮细胞的异常增殖。

与血管内皮细胞异常增殖相关的因素主要有：①血管形成因子与血管形成抑制因子之间平衡失调；②细胞组成及其功能的变化，如肥大细胞、周细胞、免疫细胞异常；③雌激素水平升高；④细胞外基质和蛋白酶表达变化；⑤局部神经支配的影响；⑥细胞凋亡学说等。

（2）消退期：血管瘤在增殖期结束后会出现自发、缓慢的消退，血管瘤的消退表现为血管瘤生长减慢甚至停止、病变中心组织发白。在病理学上，可以看到成簇的不成熟细胞逐渐消失，血管管腔样结构逐渐显现，血管管腔为扁平的内皮细胞所覆盖，随后管腔逐渐增宽，甚至可能在管腔中出现红细胞。间质细胞逐渐减少，细胞外基质开始分解，扩大的管腔为多层基膜所围绕。然而，血管瘤外观上的改变如组织中心发白，并非一定与皮下组织的降解这一组织病理学表现相一致，有时甚至会出现瘤体组织中心发白而皮下组织继续增长的现象，消退期结束后仅残余纤维脂肪组织团块，而这些团块组织可由手术或激光祛除。

目前可能导致血管瘤自发消退的主要机制为：①内皮细胞增

殖的减慢和内皮细胞凋亡的增加。②诱发血管瘤内皮细胞增殖和分化的干细胞（或祖细胞）的缺失。

（3）消退完成期：消退期多结束于患儿5～8岁，随后进入消退完成期。此时，血管瘤组织仅残存为小的瘢痕或血管瘤团块，在病理学上，血管瘤中血管结构逐渐被与毛细血管大小相仿的管腔结构及纤维脂肪结构所替代，主要成分为纤维脂肪等大量结缔组织。

80. 快速增长是婴幼儿血管瘤的主要诊断要点

婴幼儿血管瘤有典型的临床特点：通常情况下，好发于头面部等体表部位，患儿出生时未见病变组织，一般于出生后1周左右至1个月内出现，迅速进入持续为3～6个月的增生期，稳定一段时间后，缓慢进入消退期，快速增长的病史是其区别于脉管畸形的主要诊断要点。婴幼儿血管瘤外观可表现为扁平的红斑、草莓状、海绵样团块等多种形式，早期可表现为红色小斑点，随后体积迅速增大，表现出相应的临床症状，如触痛、溃烂、出血等，在患儿1个月及4～5个月时快速增殖，达到其最终体积的80%。婴幼儿血管瘤在患儿1岁以后进入自然消退过程。据文献报道，血管瘤的消退率约为10%，5岁时约为50%，7岁时可达70%，9岁时可达90%，最终消退期可延续到13岁左右。少数患儿增殖期会持续至1岁之后，瘤体最终在数年后逐渐消退。婴幼儿血管瘤大小、形态、生长情况、消退后的残余病变和对治疗的反应程度等个体差异很大。大量临床观察表明，虽然部分血管瘤可以自行消退，但消退后局部往往遗留红斑、色素改变、毛细血管扩张、萎缩性瘢痕和纤维脂肪组织赘生物，不同程度地影响美观。

81. 婴幼儿血管瘤风险分级

婴幼儿血管瘤风险分级见表5。

表5　血管瘤的风险等级及分级依据

风险特征	分级依据
高风险	
节段型血管瘤直径＞5cm-面部	伴随结构异常（PHACE），瘢痕，眼/气道受累
节段型血管瘤直径＞5cm-腰骶部、会阴区	伴随结构异常（LUMBAR），溃疡
非节段型大面积血管瘤-面部（厚度达真皮或皮下，或明显隆起皮肤表面）	组织变形，有形成永久瘢痕/毁容性风险
早期有白色色素减退的血管瘤	溃疡形成的标志
面中部血管瘤	高度存在毁容性风险
眼周、鼻周及口周血管瘤中度风险	功能损害，毁容性风险
中度风险	
面部两侧、头皮、手、足血管瘤	毁容性风险，较低的功能受损风险
躯体皱褶部位血管瘤（颈、会阴、腋下）	高度形成溃疡的风险
节段型血管瘤＞5cm-躯干、四肢	溃疡形成风险，和皮肤永久的残留物
低风险	
躯干、四肢（不明显）	低度的毁容和功能损害风险

注：数据来源于血管瘤和脉管畸形诊断和治疗指南（2016版）

82. 婴幼儿血管瘤诊断及鉴别诊断

婴幼儿血管瘤根据病史、临床表现、影像学检查可诊断。浅表型婴幼儿血管瘤早期应与微静脉畸形区别。深在型婴儿血管瘤应与脉管畸形（静脉畸形、动静脉畸形等）及其他肿瘤区别。婴幼儿血管瘤有快速增长期是一个非常重要的鉴别指征，在此期其生长速度大大超过患儿的生长比例，对骨骼没有影响。

婴幼儿血管瘤的影像学检查使用 B 超即可，90% 以上的患儿局部 B 超检查可了解瘤体的范围及血供情况，少数位于头皮、脊髓尾部、重要器官周围的瘤体，需要行核磁共振检查了解是否累及周围组织器官以及侵及的程度。

83. 婴幼儿血管瘤的治疗原则按风险等级选取

婴幼儿血管瘤具有自限性，但少数发展迅速，可出现感染、溃疡、坏死、出血、继发畸形、功能障碍等，严重者可导致瘫痪、多余皮肤及毛细血管扩张等，影响患儿的美容并产生心理障碍。近年来，随着医疗技术的进步和对 IH 病因与发病机制的深入了解，IH 的治疗理念与方法发生了很大的转变。主要表现在变"等待观察"为"积极干预"，强调循序渐进和个体化治疗。治疗原理上从非选择性治疗向选择性治疗、靶向治疗进展，治疗技术上从有创治疗向微创治疗、无创治疗进展。目前临床常用的治疗方法概括起来可分为药物治疗、激光治疗和手术治疗三大类。需根据肿瘤部位、大小、类型、分布等选择合适的治疗方法。治疗目的是抑制血管内皮细胞增生，促进瘤体消退，减少瘤体残留物。

（1）治疗原则：

①高风险血管瘤：尽早治疗。一线治疗药物为口服普萘洛尔，若有禁忌证，则可系统使用糖皮质激素。

②中度风险血管瘤：尽早治疗。早期而菲薄的病灶可给予外用 β 受体阻滞剂，也可加用脉冲染料激光（pulsed dye laser，PDL）手术。治疗过程中，若不能控制瘤体生长，则遵循高风险血管瘤治疗方案。

③低风险血管瘤：如果很稳定，可以随诊观察，或尝试使用外用药物，如果瘤体生长迅速，则遵循中度风险血管瘤治疗方案。

④消退期和消退完成期血管瘤的进一步治疗。以唇部血管瘤的整形治疗为例，最佳年龄是 3 ～ 4 岁，因为之后血管瘤自发消退的改善情况不再明显，如果推迟治疗，则可能对患儿心理或其他功能造成影响。

84. 局部外用药物治疗浅表婴幼儿血管瘤

美国和欧洲相继发布了普萘洛尔治疗婴幼儿血管瘤的专家共识或专家建议。法国跨国企业 Pierre Fabre DERMATOLOGIE 的儿科药物 Hemangeol TM 口服溶液（propranolol hydrochloride，盐酸普萘洛尔）已于 2013 年 9 月获得美国 FDA 批准上市销售。Hemangeol TM 成为首个也是唯一用于增殖期婴幼儿血管瘤的治疗药物。

适应证为浅表型婴幼儿血管瘤的常用局部外用药物如下：

（1）β 受体阻滞剂类：如普萘洛尔软膏、噻吗洛尔乳膏、噻吗洛尔滴眼液、卡替洛尔滴眼液等。

用法及疗程：外涂于瘤体表面，每天 2 ～ 4 次，动态观察患儿血管瘤大小、质地、颜色等变化及不良反应，持续用药 3 ～ 6 个月或至瘤体颜色完全消退，通常用药第 2 ～ 3 个月疗效最为明显。

不良反应：很少，个别报道有变态反应性接触性皮炎，还可能有发红、蜕皮等局部不良反应。

（2）5% 咪喹莫特：咪喹莫特是一种新型免疫调节剂，其治疗血管瘤的作用机制是通过产生大量的细胞因子，最终减少肿瘤细胞增殖，加速肿瘤细胞凋亡。

适应证：有外用 β 受体阻滞剂禁忌证的患儿。

用法及疗程：隔日夜间睡前薄层外涂于瘤体表面，次日洗去，疗程 16 周。

不良反应：常见皮肤反应有红斑、表皮剥落、结痂等，后期可导致皮肤质地改变甚至瘢痕形成，故建议慎用，发生不良反应时需及时停药，等待皮肤恢复后方可继续用药。

85. 口服药物治疗婴幼儿血管瘤

药物治疗具有简单易行、疗效确切的特点，且受医院客观条件限制较小，以口服泼尼松、普萘洛尔为常用。

（1）普萘洛尔：普萘洛尔是一种非选择性 β 受体阻滞剂，临床常用于治疗心律失常、心绞痛、高血压等。2008 年 Léauté-Labrèze 等在《新英格兰医学杂志》首次报道了《外用普萘洛尔凝胶在婴幼儿浅表血管瘤中的应用》，从此口服普萘洛尔开始应用于治疗 IH。大量的临床报道显示其有效率高并逐渐被推荐为一线治疗，但其治疗 IH 的机制目前尚不明确。

适应证：1 岁以内的婴幼儿血管瘤疗效较好。

禁忌证：①对 β 肾上腺素受体阻滞剂过敏者。②有支气管哮喘、气道敏感性疾病、通气困难或其他肺部疾病者。③严重心脏疾病，包括心源性休克、窦性心动过缓、低血压且Ⅱ～Ⅲ度房室传导阻滞、心力衰竭者。

使用前检查：常规检测患儿血常规、心肌酶、肝肾功能、甲状腺功能、心电图、胸部 X 线片、心脏彩超、心率、血压和血糖，测量患儿的体重及其他生命体征等，进行全面的体格检查。

用法：治疗起始剂量为每天 1.0mg/kg，分 2 次口服。首次服药后观察患儿有无肢端湿冷、精神萎靡、呼吸困难和明显烦躁等现象。如患儿能够耐受，首次服药 12 小时后继续给药，剂量仍为 0.5mg/kg。如患儿仍然无明显异常，第 2 天增量至每天 1.5mg/kg，分 2 次口服并密切观察。如无异常反应，第 3 天增量至每天

2.0mg/kg，分 2 次口服，后续治疗以此剂量维持。服药期间定期复诊，服药后的前 3 个月每 4 周复诊一次，3 个月后可 6 ～ 8 周复诊一次，每次复诊应复查生化、心脏彩超及局部 B 超，以评估不良反应及疗效，若出现心肌损害、心功能受损、喘息、低血糖等情况，应对症治疗或由相应科室会诊，在此期间，普萘洛尔剂量应减半，不良反应严重时需停用。

用药期间可以正常接种疫苗，对于过敏体质患者，建议预防接种前停药 1 ～ 2 日。如因感冒出现高热（> 38.5℃）、咳嗽，或者出现较严重的腹泻，需暂时停药观察，待痊愈后继续服药。出现其他特殊情况，需随时复诊。

停药：口服普萘洛尔治疗婴幼儿血管瘤无确切停药年龄限制，4 岁以内均可用药，瘤体基本消退（参考临床诊断及 B 超结果），可考虑在 1 个月内逐渐减量至停药。因为可能会出现停药后复发现象，服药疗程通常会超过 1 年，停药年龄经常会延续到 15 个月龄以上。

（2）糖皮质激素：糖皮质激素全身治疗可作为口服普萘洛尔不佳病例的替代治疗。用药期间主要的并发症包括库欣综合征、高血压、血糖升高、骨质疏松、诱发或加重感染、消化道溃疡甚至出血等，长期应用可致生长发育缓慢及免疫力低下引起真菌感染等，应该密切监测。这些不良反应限制了其临床应用。服药期间应停止疫苗接种，直至停药后 6 周以上。

86. 婴幼儿血管瘤局部注射治疗

（1）糖皮质激素：相对于口服糖皮质激素，糖皮质激素的局部给药能减少全身应用引起的并发症。治疗终点为病灶体积缩小，甚至接近平坦，主要适用于早期、局限性、深在或明显增厚凸起的血管瘤。在眼周甚至更远区域，偶有报道可能因注射物逆流而导致眼动脉及其他动脉栓塞缺血而引起并发症。文献报道，接受糖皮质激素治疗的案例中有约 1/3 患者的病情得到明显改善，还有 1/3 患者无明显变化，剩余 1/3 患者的血管瘤持续生长，需要由其他药物替代（证据等级为Ⅳ级）。

（2）博来霉素、平阳霉素及其他抗肿瘤药物：用于口服或局部注射糖皮质激素效果不佳时，为防止偶发的过敏，建议在注射过程中保持静脉补液通畅。另过度治疗可诱发晚期注射区域发育迟缓或障碍。平阳霉素和博来霉素的不良反应包括局部疼痛、肿胀、红斑、萎缩、色素沉着、溃疡以及发热、头痛、过敏性反应和肺纤维化等。对病灶内注射平阳霉素治疗 IH 的长期随访发现，该药物有导致软组织萎缩的风险，不是一种安全的治疗方法。

87. 局部激光治疗可抑制浅表型婴幼儿血管瘤增殖期的增殖

局部脉冲染料激光：激光治疗 IH 的靶色基为血液中的氧合

血红蛋白，氧合血红蛋白吸收光能产生热量，热量传导至周围的血管壁，造成血管的损伤。激光治疗包括 CO_2 激光、氢离子激光等，激光通过气化、碳化或热能机制使瘤体组织细胞破坏、蛋白变性，因此也会损伤瘤体周围的正常皮肤、黏膜组织。585/595 nm 脉冲染料激光较为常用，常用于浅表型婴儿血管瘤增殖期抑制瘤体增殖、血管瘤溃疡、消退期后减轻血管瘤的颜色或毛细血管扩张性红斑。激光治疗能多次重复进行，但存在治疗并无病灶选择性、对深部病灶无法抑制其生长、治疗次数较多、治疗时疼痛、术后色素沉着及少数瘢痕形成等问题，有待于临床实践中进一步解决。总而言之，激光治疗仅限于处理浅表血管瘤、溃疡病灶和消退期遗留的血管扩张，激光治疗以不形成新的皮肤损伤为前提。

88. 手术治疗在改善外观、功能障碍及快速去除病灶等方面有其独特优势

部分婴幼儿血管瘤患儿即使经过及时的非手术治疗（包括普萘洛尔治疗），仍会遗留明显外观或功能问题，如瘤体消退后仍残留明显畸形、增生期出现溃疡而遗留永久性瘢痕、非手术治疗不足以及时解决功能障碍等。手术主要用于切除消退后期或治疗后残存的病变，如瘢痕、皮肤明显凹陷、皮肤臃余、纤维脂肪残留等。手术在改善外观、快速去除病灶、美容性重建及改善功能障碍等方面有其独特优势。

婴儿期（IH 增生期）：在非手术治疗无法达到有效控制病情的情况下可选用手术治疗。例如：①出血；②外观畸形；③眼周部位血管瘤影响视力发育，如可手术切除的头皮 IH、窄蒂的 IH 等；④呼吸道阻塞；⑤对非手术治疗无效的溃疡。因婴儿期手术后瘢痕较儿童期更不明显，故不排除在婴儿期进行手术。

儿童早期（IH 消退期）：即患儿 1 岁左右至学龄前期，手术切除 IH 的指征包括：①非手术难以改善的皮肤松弛、溃疡后瘢痕、难以消退的纤维脂肪组织残留等，如推迟手术无助于获得更好外观者。②预计手术后功能及外观效果均较理想者，如手术瘢痕不明显或符合亚单位分区原则等。

儿童后期（IH 消退后期）：即患儿入学后的小学期间，手术切除指征为所有非手术难以改善，但预计通过手术可得到较理想改善的皮肤松弛、皮肤损害、溃疡后瘢痕、难以消退的纤维脂肪组织残留等。

在拟定 IH 手术方案前，需要对 IH 的特殊性有清晰的认识。IH 是良性肿瘤，如何获得尽可能完美的术后外观和功能改善是 IH 手术重点关注的问题。手术要注意以下几点：①首先矫正畸形最明显的部位；②手术切口尽可能隐蔽或不明显；③尽可能将切除的组织充分利用；④设计方案和操作严格按美容性重建原则。总之，外科医生应以患儿为中心，从患儿外观、功能、心理发育及手术风险等多方面综合考虑，并结合医生本人手术经验，谨慎权衡利弊，通常可获得最大限度的外观和功能改善。

毛细血管畸形

89. 根据病变的颜色、增厚的程度及结节的形成将毛细血管畸形分为 3 型

毛细血管畸形（capillary malformation）最常见的类型是葡萄酒色斑（port-wine stains，PWS），又称鲜红斑痣，民间俗称"红胎记"。这是一种最常见的脉管畸形，发病率为 0.3% ~ 0.5%，患儿出生时部分或完全发现，以后随着身体生长成比例扩大，病灶未发现细胞增殖存在的依据，但是畸形血管随着年龄的增长，可能出现不同程度的扩张。

根据病变的颜色、增厚的程度及结节的形成，临床可分 3 型：

①粉红型：病变区平坦，呈浅粉红色至红色，指压完全褪色。

②紫红型：病变区平坦，呈浅紫红色至深紫红色，指压褪色至不完全褪色。

③增厚型：病变增厚或有结节增生，指压不完全褪色至不褪色。

90. 毛细血管畸形最常用的治疗方法是激光及手术

利用血红蛋白吸收波段（532～1064nm）的脉冲激光治疗，为国际上本病的通用治疗方法。需根据患者个体和病情、局部反应等确定治疗参数，剂量过大将致热损伤瘢痕。重复治疗间隔1～2个月。

（1）脉冲染料激光：常用595nm PDL，脉宽为0.45～20.00ms，需要根据光斑大小调节能量密度，能量密度为8～15J/cm²；或585nm PDL，脉宽为0.45ms，能量密度为5～7J/cm²；还有585～600nm可调 PDL，脉宽为1.5ms。治疗终点为皮肤即刻出现紫癜。通常使用动态冷却系统或冷风冷却系统，以缓解疼痛及避免热损伤等不良反应。

（2）长脉冲 Nd：YAG 激光：波长为1064nm，脉宽为1～60ms，能量密度为30～100J/cm²。因1064nm激光穿透深，可用于增厚病变。不易出现紫癜，但瘢痕发生率较其他激光治疗高。

（3）光动力疗法：又称血管靶向光动力疗法（Vascular-target pho-todynamic therapy，V-PDT），利用激光激发富集于畸形毛细血管内皮细胞中的光敏剂所产生的单线态氧，选择性破坏畸形毛细血管网。是继选择性光热作用治疗之后的另一靶向性强、疗效好、安全性佳且无热损伤的治疗新技术。需根据患者个体和病情，制订个性化方案，主要参数包括光敏药物与剂量、激光参量与治疗量及治疗区规划等。

（4）手术治疗：对于非手术治疗无效的病例，可采用手术治疗来清除病灶，或改善外观畸形。手术方法如下：

①直接切除缝合：对于病灶较小的葡萄酒色斑，经多次非手术治疗无效，或者既往治疗已形成瘢痕，或者病灶已增厚，可考虑一期手术切除后直接缝合关闭创面。当切除后拉拢缝合张力较大时，可适当向创缘两侧皮下广泛分离，或延长切口线，动员邻近皮肤组织量，达到一期缝合。

②局部皮瓣：对于按解剖亚单位分布的病灶，可考虑采用局部皮瓣转位修复，经一期皮瓣转位修复成活后，再行皮瓣修整达到较好的外观。在皮瓣组织量供区充足的情况下，尽可能切除亚单位内正常皮肤，以确保亚单位的完整重建，达到较好的美学效果。

③皮片移植：大面积葡萄酒色斑病灶切除后，创面采用中厚皮片或全厚皮移植覆盖创面，是最传统的、简便易行的手术方法。该方法适用于面部大面积病灶无正常皮肤供区病例的治疗，可提供给修复困难、年龄较大的、自身条件无法耐受其他修复方法的患者，但其最大的弊端就是术后皮片的颜色和质地无法与受区相匹配，尤其是在面部，存在明显的色差及面具样外观。

④组织扩张：面部皮肤质地具有特殊性，其他部位的组织移植后无法重现面部组织的特性。采用组织扩张的方法获取病灶邻近的局部皮瓣或带蒂皮瓣来修复病灶，能够获得皮肤的质地、色泽、弹性、厚度与原位组织最接近的外观。

　　⑤预构扩张皮瓣：通过单纯组织扩张所获得的扩张皮瓣并不含有轴形血管，皮瓣转移时将会受到随意皮瓣的血运规律的限制，转移和利用率都将会受到很大影响。预构扩张皮瓣的核心是预先在扩张皮瓣内植入知名的血管束，构建轴型皮瓣，改善皮瓣血液供应，减少皮瓣的坏死率。

　　⑥正畸正颌手术：对于面部葡萄酒色斑合并的上下颌骨轮廓畸形，比如骨骼肥大、咬合畸形，可联合正畸与正颌手术予以矫正。

淋巴管畸形

91. 淋巴管畸形由其囊腔大小决定分型

淋巴管畸形（lymphatic malformation，LM），多在 2 岁前个体中发病，约 50% 的患者出生时即发现此病，可累及全身具有淋巴管网的任何部位，病变部位 75% 累及头、颈部，其次为腋窝、纵隔及四肢。根据淋巴管囊腔的大小将 LM 分为巨囊型、微囊型和混合型 3 型。巨囊型 LM 由 1 个或多个体积 $\geqslant$ 2cm³ 的囊腔构成（即以往所称的囊肿型或囊性水瘤），而微囊型 LM 则由多个体积 $\leqslant$ 2cm³ 的囊腔构成（即以往的毛细管型和海绵型），二者兼而有之的则称为混合型 LM。淋巴管畸形的分型决定其相应的治疗方法。LM 的发病率为 1/4000 ～ 1/2000，尚未发现有性别和种族的差异。

92. 淋巴管畸形的病理仅表现淋巴管管腔直径的改变

LM 的发病机制尚不清楚，目前认为淋巴管畸形可能与编码 *VEGF-C*、*VEGFR-3* 及 *GNA11* 基因位点突变有关。在其整个病理过程中，仅表现淋巴管管腔直径的改变，并无血管内皮数量、形态及功能的变化。普遍认为其病变内皮细胞均可能来源于脉管系统发育的早期。在胚胎期，静脉丛中的中胚层首先形成原始淋巴囊，淋巴囊再逐渐形成有功能的毛细淋巴管，毛细淋巴管相互吻合成网，逐渐汇集成一系列由小到大的各级淋巴管。在此过程中，由于某种原因可使淋巴管系统紊乱，造成淋巴管非恶性的异常生长和扩张，即形成 LM 组织。

93. 超声是淋巴管畸形的常规辅助诊疗手段

由于原始的淋巴管网系统的紊乱而导致 LM 表现为淋巴水肿，因其病变类型、范围及深度的不同，LM 的临床表现差异很大，从皮肤下小水泡到巨大的肿块均有发生。结合病史及体征怀疑 LM，应常规行超声检查。超声不仅有助于诊断病变的大小、边界、内部回声、彩色血流信号等，亦可在其引导下进行诊断性穿刺和治疗，若穿刺抽出淡黄色清亮液体结合细胞学检查可明确诊断。当然，在超声引导下进行硬化剂注射治疗也是一项必不可少的治疗手段。因此超声是淋巴管畸形的常规辅助诊疗手段，当然必要时辅以 MRI 检查、CT 检查及活检。

94. 硬化治疗是淋巴管畸形不可缺少的另一重要治疗方法

LM 虽属良性病变，但极少自然消退，常与头颈部重要结构毗邻且具有局部浸润性而引起严重并发症和高复发率，给临床治疗带来了很大困难。虽然目前可用的治疗方法很多，包括手术切除、硬化治疗、激光治疗，但目前尚无一种方法可以治疗所有类型的 LM，应根据患者病情和技术条件，制订个体化治疗方案，采用综合治疗，以期获得最佳疗效。

近年来硬化治疗是 LM 重要的治疗手段，目前常用的硬化剂有博来霉素，国产称平阳霉素、溶血性链球菌制剂（OK-432）、多西环素、无水乙醇和泡沫硬化剂等。较多的临床研究表明，巨囊型 LM 应用硬化治疗的疗效优于微囊型，对于巨囊型病变或以巨囊成分为主的混合型病变建议应用 OK-432 或平阳霉素治疗，而微囊型病变则可选用多西环素或平阳霉素。弥漫性微囊型 LM 的治疗仍然是一项具有挑战性的工作，常需硬化治疗与手术或激光治疗相结合。与手术治疗相比，硬化治疗有以下优点：①创伤小，不易损伤重要神经、血管、腺体、肌肉等组织结构；②对巨囊型 LM 治疗效果良好、治愈率高、不易复发；③操作简便，比较安全；④外形恢复良好，无明显瘢痕。进行硬化剂注射治疗时，应根据病灶特点，进行分部位、多次囊腔内注射治疗，避免损伤重要神经、腺体等。一般应抽尽或尽可能地抽尽每个囊腔中的淋巴液,再注入合适剂量与浓度的硬化剂。对于侵犯口底、咽旁、气道周围的病例,为避免治疗后肿胀引起的气道阻塞,治疗前需争取行气管切开术。若气管切开区域有病灶,可给予先行治疗。

手术治疗是过去最主要的,甚至是唯一的治疗手段,迄今仍是许多外科医生首选的治疗方法。但随着硬化治疗的开展和经验的积累,目前不主张毫无选择地对任何类型的 LM 进行手术切除,认为只有极少数病例需要在婴幼儿期行手术切除。尽管 LM 呈缓慢增大倾向,但并不会侵犯周围组织。局限性巨囊型病变可以手术完全切除,但弥漫性微囊型病变行完全切除困难,且切除后易复发。目前普遍认可的手术指征为:①病灶较小、位置较好,可完全切除;②有症状的微囊型 LM;③进行硬化治疗后仍有症状的巨囊型及混合型 LM;④有危及生命的并发症;⑤对外观影响较大。手术中应注意重要结构的辨别和保护,对于复杂病例提倡采用综合治疗。

静脉畸形

95. 静脉畸形临床表现不一

静脉畸形（venous malformation）是最常见的一种低流速脉管畸形，组织上表现为扩张血管腔窦，腔内壁衬以正常扁平的血管内皮细胞，内皮细胞下为一单层基膜，血窦的管腔壁平滑肌稀少，外膜纤维变性。静脉畸形的发病无性别差异，多在出生时被发现，少部分在幼年和青少年时才被发现，临床表现不一，从小范围的局限性的皮肤静脉扩张或局部海绵状肿块到累及重要结构的多部位多层次的弥漫畸形均有发生。覆盖在静脉畸形上的皮肤可以正常，如累及皮肤真皮层则表现为蓝色或深蓝色，局部肿块为柔软、压缩性、无搏动的包块，包块体积大小可随体位改变或静脉回流快慢而发生变化，有时可触及瘤体内有颗粒状静脉石。

静脉畸形可累及任何部位，但以头颈部最好发，可导致明显的外观畸形和器官移位，巨大的病灶还可导致面部骨骼发育异常。在肢体和躯干的静脉畸形，尤其是弥散型病变中，因血流缓慢瘀滞会导致病灶内血栓形成，表现为反复的局部疼痛和触痛。

也可因血液瘀滞于扩张静脉腔内造成消耗性凝血病。瘤体逐渐生长增大后，可引起沉重感和隐痛。静脉畸形也可只发生于肌肉而不侵入皮肤，如常见的咬肌内静脉畸形、皮下静脉畸形，可影响邻近的骨骼变化，在面部多数表现为骨骼变形及肥大，而在四肢者多表现为骨骼脱钙和萎缩。因静脉畸形有不断发展的特征，使治疗尤为困难，随时间推移，尤其是在青春期，畸形会增大，因此一旦确诊静脉畸形，应尽早治疗。

96. 静脉畸形的诊断

由病史及详细的体格检查可以确诊大部分静脉畸形，但对于分布不明确的病灶，或为了下一步治疗提供依据，可以进行下列检查。

（1）瘤体穿刺：从瘤体中央处穿刺，很容易抽到回血。但是，也无法完全排除血供丰富的其他性质疾病包块。

（2）X线片：可用于确定瘤体范围及骨质的变化，也可以确认静脉畸形腔内钙化灶及静脉石。

（3）B超：病灶表现为明显的液性暗区。主要应用于硬化剂治疗中的穿刺引导，有助于更加准确地穿刺至血窦，特别是深部病灶或多次治疗后残余的分散血窦。

（4）MRI：由于静脉畸形病灶内有丰富的血液及流动性，用MRI在加权下能清楚显示静脉畸形的范围以及与周围组织紧密的关系，应作为首选的检查项目。同时进行血管增强扫描，可以区分是否存在其他非血流液体（如淋巴液等）。其典型影像学特征为：T_1加权像为等信号或低信号，增强时可见不均匀的强化；T_2加权像表现为明显的高信号，在 MR 抑脂像中，更能清晰显示病灶。

（5）瘤体造影：有经手背或足背浅静脉穿刺的肢体顺行静脉造影和瘤体直接穿刺造影两种静脉造影方法。顺行静脉造影适合于四肢部位的静脉畸形，尤其针对广泛多发性的病例。静脉畸形的静脉造影特征为造影剂进入并潴留在与静脉沟通的异常血窦组织内。后者分隔为多腔，可单发或多发，形态各异，瘤体与主干静脉之间常有数条引流静脉。但如瘤体过大或瘤体与静脉间的交通过细，顺行造影常不能充分显示整个瘤体，或造影剂不能进入瘤体使之无法显影，此时可选用瘤体直接穿刺造影法。瘤体直接穿刺造影法可确定穿刺的瘤腔大小，特别可以确认瘤体回流静脉血管与正常主干静脉的关系。另外，若瘤腔间交通不畅，需多点穿刺造影，才能真实反映病灶情况。

（6）选择性动脉造影：可以显示瘤体的营养和回流血管，对确认是否存在动静脉瘘有帮助。由于是创伤性检查，需酌情考虑。

97. 硬化治疗是静脉畸形的主要治疗方法

静脉畸形治疗的方法虽多，但是硬化治疗是其主要的治疗手段，既可作为单一的治疗方法，亦可与激光、手术等联合应用。硬化治疗对于小而浅的静脉畸形治疗较为简单，效果良好，但对于累及多部位、广而深的病变，经多次硬化治疗后容易复发，是目前临床治疗面临的一大挑战。因此复杂病例应根据患者具体情况，应综合个体化治疗。目前常用的硬化剂为：平阳霉素、无水乙醇、聚桂醇等。

（1）平阳霉素：是目前最常用的硬化剂。平阳霉素是由平阳链球菌中提取的抗肿瘤药物，病变内注射平阳霉素后的主要组织学变化是血管内皮细胞损伤，管壁不同程度增厚及管腔闭塞。适用于Ⅰ型、Ⅱ型和黏膜静脉畸形的治疗。

（2）无水乙醇：无水乙醇是作用强烈的硬化剂，临床应用历史悠久。其治疗静脉畸形的作用机制主要是破坏血管内皮细胞，使血红蛋白变性，内部永久性血栓形成、纤维化，从而达到栓塞回流静脉及病变腔隙的治疗目的。由于其价格低廉，体内代谢速度快，且硬化治疗静脉畸形具有良好的效果及最低的复发率，临床应用越来越广泛，主要用于治疗回流速度较快（Ⅲ型和Ⅳ型）和范围广泛的静脉畸形。无水乙醇可单独使用，也可与其他硬化剂如平阳霉素或聚桂醇联合使用，借以减少用量，提高疗效。我个人的经验是采用 3 点法对 96 例静脉畸形患者进行了 245 次经皮穿刺血管内注射无水乙醇，取得了良好的治疗效果。

（3）聚桂醇（lauromacrogol）：又名聚贵卡醇（polidocanol）或乙氧硬化醇（aethoxysklerol），化学名称为聚氧乙烯月桂醇，是一种比较温和的醇类药物，也是欧洲最常用的硬化剂。静脉内注射聚桂醇后，可损伤血管内皮细胞、促进血栓形成、阻塞血管，并产生无菌性炎症反应，促使结缔组织增生、纤维化，使病变萎缩、消退。可单独使用，治疗体积较小、浅表型病变；也可与无水乙醇联合使用，治疗重型静脉畸形。

动静脉畸形

98. 动静脉畸形的临床分期

动静脉畸形（arteriovenous malformation，AVM）是一种高流量的脉管畸形，是由于胚胎期脉管系统发育异常而导致动、静脉直接吻合所形成的血管团块，内含不成熟的动脉和静脉，而且血管团块中没有毛细血管，动静脉之间存在不同程度的直接交通。在血管瘤与脉管畸形中，动静脉畸形相对少见，仅占 1.5% 左右。头颈部为最好发的部位，占所有动静脉畸形的 50%，其次是四肢和躯干。尽管动静脉畸形是先天性疾病，但仅有约 60% 是在出生时即被发现，其余在青春期或成年后才逐渐显现。病灶通常随身体发育而呈比例增长，可长期保持稳定，也可在短期内迅速增大，这种情况通常出现在外伤、青春期或孕期体内激素变化及不恰当的治疗时，如病灶的次全切除、供血动脉结扎或堵塞之后。

1990 年 ISSVA 采纳了 Schohinger 分期，将动静脉畸形按照疾病进展的严重程度分为 4 期：

(1) Ⅰ期（静止期）：无症状，通常从出生到青春期。病灶不明显，或仅仅表现为葡萄酒色斑或血管瘤消退期的外观，皮温高。

(2) Ⅱ期（扩张期）：通常在青春期开始，肿物增大，肤色加深，侵及皮肤和深部结构。触诊可及搏动、震颤，听诊可闻及杂音。

(3) Ⅲ期（破坏期）：出现自发性坏死、慢性溃疡、疼痛或出血等症状。

(4) Ⅳ期（失代偿期）：因长期血流动力学异常，并发高排低阻性心功能不全或心力衰竭。

99. 动静脉畸形的高流量特征可与其他脉管疾病相鉴别

绝大多数 AVM 可通过临床表现明确诊断。与血管瘤不同，AVM 病灶在婴儿期无明显增生变大的病程。AVM 的高流量特征可与毛细血管畸形、静脉畸形或淋巴管畸形区别开来。

100. 数字减影血管造影是动静脉畸形诊断的"金标准"

通过临床表现如不能明确 AVM，可利用影像学检查辅助诊断。彩色多普勒超声可检测 AVM 的高流量特征。MRI 有利于明确病灶范围。数字减影血管造影（DSA）是 AVM 诊断的"金标准",治疗前需进行 DSA 检查,为治疗方案的选择提供指导。如果病灶累及骨骼,则需行 CT 血管造影术检查。除了疑似恶性肿瘤不能明确诊断的病例,通常不必要活检,且活检的创伤性可能引起病灶出血,从而导致病情加重。

101. 动静脉畸形的治疗以无水乙醇介入栓塞为主,辅以手术治疗

AVM 治疗困难,复发率高。因供血动脉的栓塞和结扎容易加重病情,且不利于后续治疗,故应禁止该治疗方法。另外,应用内科药物对其治疗无效。

AVM 治疗方法众多,包括常规介入栓塞治疗、无水乙醇介入栓塞治疗、外科手术及各种不同栓塞材料的介入治疗等。但是对于很多颅外 AVM 病例,如果能够有效控制其并发症,无水乙醇介入栓塞治疗是颅外 AVM 首选的、有治愈潜力且能够实现高度选择性的主要治疗方法。无水乙醇介入栓塞治疗可破坏血管内皮细胞,是一种效果彻底的治疗,但介入栓塞引起的并发症——组织坏死和心肺功能意外需被高度重视和有效预防。无水乙醇注入正常间隙是引起组织坏死的主要原因,注射 10 ～ 15 分钟后须进行造影检查,并根据检查结果决定是否需要再次注射,此做法可有效防止组织坏死。

无水乙醇介入栓塞法最常见的并发症为肺动脉压力升高。无水乙醇栓塞治疗动静脉畸形时,部分无水乙醇流入肺动脉,肺动

脉壁的毛细血管痉挛，导致肺动脉压力升高。这时右心室压力和负荷随之升高，左心输出量下降，全身血压和冠状动脉灌注也随之降低。如果这种状况得不到及时纠正并进一步恶化，则会发生心源性心律不齐以及严重心肺功能意外。症状轻者，可通过暂停注射、吸氧等治疗自动缓解；症状重者，需静脉注射硝酸甘油。在大剂量无水乙醇介入栓塞术中，利用 Swan-Ganz 导管进行肺动脉压力的动态监测，是控制该并发症的有效方法。一旦发生肺动脉压力升高，应立即停止注射无水乙醇；如果肺动脉压力不能恢复，可经 Swan-Ganz 导管滴注硝酸甘油，这样可有效缓解肺动脉压力。有研究显示，肺动脉高压往往是一次性大剂量无水乙醇流过肺动脉所致，因此应采取分次、分区、少量推注无水乙醇。当然，由经验丰富的专科医生实施治疗有利于减少严重并发症的发生。

外科手术在无水乙醇介入栓塞治疗出现以前一直是 AVM 治疗的主要方法，彻底清除病灶是手术治疗的理想目标。无水乙醇介入治疗的出现虽然改变了 AVM 的治疗模式，但仍无法完全取代手术治疗。对于实施无水乙醇介入治疗潜在风险较大的患者，或因为病灶难以通过介入途径实现有效治疗及畏惧严重并发症的病例，手术仍是必要的治疗方式。另外，无水乙醇介入栓塞治疗会产生相应的并发症（如误栓所致的组织坏死），需依靠整形手术改善外观。

无水乙醇介入栓塞技术和外科手术技术联合应用，包括器官重建技术、显微外科技术、颌面外科技术、美容外科技术等，对于这些技术均熟练掌握的联合治疗团队，可有效实现针对同一患者联合应用多学科团队诊疗，实现患者在疗效和安全性方面的利益最大化。

参考文献

1. Mulliken JB，Glowacki J.Hemangiomas and vascular malformations in infants and children：a classification based on endothelial characteristics.Plast Reconstr Surg，1982，69（3）：412-422.

2. Wassef M，Blei F，Adams D，et al.Vascular Anomalies Classification：Recommendations From the International Society for the Study of Vascular Anomalies. Pediatrics，2015，136（1）：e203-214.

3. Kilcline C，Frieden IJ.Infantile hemangiomas：how common are they?A systematic review of the medical literature.Pediatr Dermatol，2008，25（2）：168-173.

4. Ritter MR，Butschek RA，Friedlander M，et al.Pathogenesis of infantile haemangioma：new molecular and cellular insights.Expert Rev Mol Med，2007，9（32）：1-19.

5. Holland KE，Drolet BA.Approach to the patient with an infantile hemangioma. Dermatol Clin，2013，31（2）：289-301.

6. Gunturi N，Ramgopal S，Balagopal S，et al.Propranolol therapy for infantile hemangioma.Indian Pediatr，2013，50（3）：307-313.

7. Ehsani AH，Noormohammadpoor P，Abdolreza M，et al.Combination therapy of infantile hemangioma with pulsed dye laser with topical propranolol：a randomized

clinical trial.Arch Iran Med，2014，17（10）：657-660.

8. Zheng JW.Comment on efficacy and safety of propranolol in the treatment of parotid hemangioma.Cutan Ocul Toxicol，2011，30（4）：333-334.

9. Drolet BA，Frommelt PC，Chamlin SL，et al.Initiation and use of propranolol for infantile hemangioma：report of a consensusconference.Pediatrics，2013，131（1）：128-140.

10. Hoeger PH，Harper JI，Baselga E，et al.Treatment of infantile haemangiomas：recommendations of a European expert group.Eur J Pediatr，2015，174（7）：855-865.

11. 郑家伟，王绪凯，秦中平，等．口服普萘洛尔治疗婴幼儿血管瘤中国专家共识．上海口腔医学，2016，25（3）：257-260.

12. Léauté-Labrèze C，Hoeger P，Mazereeuw-Hautier J，et al.A randomized, controlled trial of oral propranolol in infantile hemangioma.N Engl J Med,2015,372(8):735-746.

13. 刘海金，刘潜，傅忠，等．普萘洛尔治疗婴幼儿头面部血管瘤21例．实用医学杂志，2012，28（19）：3285-3287.

14. Nieuwenhuis K，de Laat PC，Janmohamed SR，et al.Infantile hemangioma：treatment with short course systemic corticosteroid therapy as an alternative for propranolol.Pediatr Dermatol，2013，30（1）：64-70.

15. Mawn LA.Infantile hemangioma：treatment with surgery or steroids.Am Orthopt J，2013，63：6-13.

16. Azzopardi S，Wright TC.Novel strategies for managing infantile hemangiomas：a review.Ann Plast Surg，2012，68（2）：226-228.

17. Qiu Y, Lin X, Ma G, et al.Eighteen cases of soft tissue atrophy after intralesional bleomycin a5 injections for the treatment of infantile hemangiomas: a long-term follow-up.Pediatr Dermatol, 2015, 32 (2): 188-191.

18. Omidvari S, Nezakatgoo N, Ahmadloo N, et al.Role of intralesional bleomycin in the treatment of complicated hemangiomas: prospective clinical study. Dermatol Surg, 2005, 31 (5): 499-501.

19. Pancar GS, Aydin F, Senturk N, et al.Comparison of the 532-nm KTP and 1064-nm Nd: YAG lasers for the treatment of cherry angiomas.J Cosmet Laser Ther, 2011, 13 (4): 138-141.

20. Pandian JA, Sharma K, Dali J, et al.Anesthetic management of an unusual complication during laser ablation of congenital subglottic hemangioma.J Anaesthesiol Clin Pharmacol, 2012, 28 (3): 399-400.

21. Jahnke MN.Vascular Lesions.Pediatr Ann, 2016, 45 (8): e299-305.

22. 中华医学会整形外科分会血管瘤和脉管畸形学组. 血管瘤和脉管畸形诊断和治疗指南: 2016 版. 组织工程与重建外科杂志, 2016, 12 (2): 63-93.

23. Adamczyk LA, Gordon K, Kholová I, et al.Lymph vessels: the forgotten second circulation in health and disease.Virchows Arch, 2016, 469 (1): 3-17.

24. Mahady K, Thust S, Berkeley R, et al.Vascular anomalies of the head and neck in children.Quant Imaging Med Surg, 2015, 5 (6): 886-897.

25. Wiegand S, Werner JA.Lymphatic malformations in the head and neck area. HNO, 2016, 64 (2): 133-141, quiz 142.

26. Bagrodia N, Defnet AM, Kandel JJ.Management of lymphatic malformations

in children.Curr Opin Pediatr, 2015, 27 (3): 356-363.

27. Clemens RK, Amann-Vesti BR.Vascular malformations: new insights in classification and therapy.Dtsch Med Wochenschr, 2015, 140 (3): 156-159.

28. Hofmann M, Pflanzer R, Zoller NN, et al.Vascular endothelial growth factor C-induced lymphangiogenesis decreases tumor interstitial fluid pressure and tumor.Transl Oncol, 2013, 6 (4): 398-404.

29. Lokmic Z.Isolation, Identification, and Culture of Human Lymphatic Endothelial Cells.Methods Mol Biol, 2016, 1430: 77-90.

30. Funk T, Lim Y, Kulungowski AM, et al.Symptomatic Congenital Hemangioma and Congenital Hemangiomatosis Associated With a Somatic Activating Mutation in GNA11.JAMA Dermatol, 2016, 152 (9): 1015-1020.

31. Noguera-Morel L, Stein SL, Xirotagaros G, et al.Net-like superficial vascular malformation: clinical description and evidence for lymphatic origin.Br J Dermatol, 2016, 175 (1): 191-193.

32. Kim JH.Ultrasound-guided sclerotherapy for benign non-thyroid cystic mass in the neck.Ultrasonography, 2014, 33 (2): 83-90.

33. Barnacle AM, Theodorou M, Maling SJ, et al.Sclerotherapy treatment of orbital lymphatic malformations: a large single-centre experience.Br J Ophthalmol, 2016, 100 (2): 204-208.

34. 中华口腔医学会口腔颌面外科专业委员会脉管性疾病学组. 口腔颌面 - 头颈部静脉畸形诊治指南. 中国口腔颌面外科杂志, 2011, 9 (6): 510-517.

35. Jia R, Xu S, Huang X, et al.Pingyangmycin as first-line treatment for low-

flow orbital or periorbital venous malformations: evaluation of 33 consecutive patients. JAMA Ophthalmol, 2014, 132 (8): 942-948.

36. 吴奇珍，李家光，雷少榕，等．三点法注射无水乙醇血管内治疗静脉畸形．中南大学学报：医学版，2015，40 (8)：907-911.

37. Su L, Wang D, Han Y, et al.Absolute Ethanol Embolization of Infiltrating-diffuse Extracranial Arteriovenous Malformations in the Head and Neck.Eur J Vasc Endovasc Surg, 2015, 50 (1): 114-121.

38. Su LX, Jia RB, Wang DM, et al.Absolute ethanol embolization of arteriovenous malformations in the periorbital region.Cardiovasc Intervent Radiol, 2015, 38 (3): 632-641.

39. Le Fourn É, Herbreteau D, Papagiannaki C, et al.Efficacy and safety of embolization in arteriovenous malformations of the extremities and head and neck: a retrospective study of 32 cases.Eur J Dermatol, 2015, 25 (1): 52-56.

40. Tamura G, Kato N, Yamazaki T, et al.Endovascular embolization of brain arteriovenous malformations with Eudragit-E.Neurol Med Chir (Tokyo), 2015, 55 (3): 253-260.

41. Yu J, Lv X, Li Y, et al.Therapeutic progress in pediatric intracranial dural arteriovenous shunts: A review.Interv Neuroradiol, 2016, 22 (5): 548-556.

42. Ye ZP, Yang XY, Li WS, et al.Microsurgical Resection of Cervical Spinal Cord Arteriovenous Malformations: Report of 6 Cases.World Neurosurg, 2016, 96: 362-369.

（雷少榕　吴奇珍　石青梅　整理）

出版者后记

Postscript

　　1 年时间，365 个日夜，300 位权威专家对每本书每个细节的精雕细琢，终于，我们怀着忐忑的心情迎来了《中国医学临床百家》丛书的出版。我们科学技术文献出版社自 1973 年成立即开始出版医学图书，40 余年来，医学图书的内容和出版形式都发生了很大变化，这些无一不与医学的发展和进步相关。

　　近几年，中国的临床医学有了很大的发展，在国际医学领域也开始崭露头角。以北京天坛医院牵头的 CHANCE 研究成果改写美国脑血管病二级预防指南为标志，中国一批临床专家的科研成果正在走向世界。但是，这些权威临床专家的科研成果多数首先发表在国外期刊上，之后才在国内期刊、会议中展现。如果出版专著，又为多人合著，专家个人的观点和成果精华被稀释。

　　为改变这种零落的展现方式，作为科技部所属的唯一一家出版机构，我们有责任为中国的临床医生提供一个系统展示临床研究成果的舞台。为此，我们策划出版了这套高端医学专著——《中国医学临床百家》丛书。"百家"既指临床各学科的权威专家，也取百家争鸣之义。

丛书中每一本书阐述一种疾病的最新研究成果及专家观点，按年度持续出版，强调医学知识的权威性和时效性，以期细致、连续、全面展示我国临床医学的发展历程。与其他医学专著相比，本丛书具有出版周期短、持续性强、主题突出、内容精练、阅读体验佳等特点。在图书出版的同时，同步通过万方数据库等互联网平台进入全国的医院，让各级临床医师和医学科研人员通过数据库检索到专家观点，并能迅速在临床实践中得以应用。

在与专家们沟通过程中，他们对丛书出版的高度认可给了我们坚定的信心。北京协和医院邱贵兴院士表示"这个项目是出版界的创新……项目持续开展下去，对促进中国临床学科的发展能起到很大作用"。北京大学第一医院霍勇教授认为"百家丛书很有意义"。复旦大学附属华山医院毛颖教授说"中国医学临床百家给了我们一个深度阐释和抒发观点的平台，我愿意将我的学术观点通过这个平台展示出来"。我们感谢这么多临床专家积极参与本丛书的写作，他们在深夜里的奋笔，感动着我们，鼓舞着我们，这是对本丛书的巨大支持，也是对我们出版工作的肯定，我们由衷地感谢！

在传统媒体与新兴媒体相融合的今天，打造好这套在互联网时代出版与传播的高端医学专著，为临床科研成果的快速转化服务，为中国临床医学的创新及临床医师诊疗水平的提升服务，我们一直在努力！

科学技术文献出版社

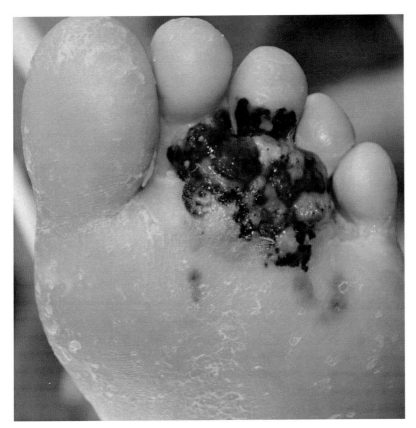

彩插 1 　"丑小鸭"征：皮损表现与其他常见的痣、疣等不一样

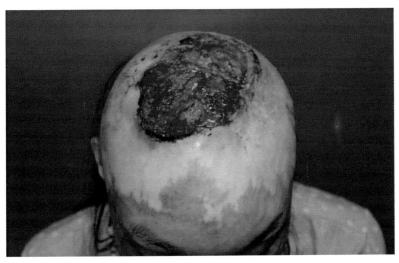

彩插 2 　马乔林溃疡

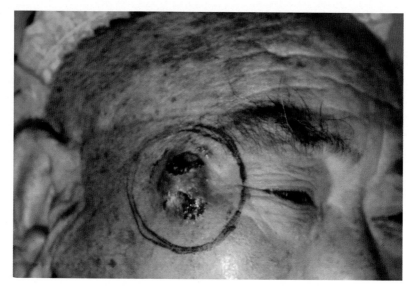

彩插 3　对病灶较小、浅表边界清楚的基底细胞癌，切缘距病灶通常为 0.5～1.0cm